中医睡眠疾病学

主 编 徐 建 许 良

上海科学技术出版社

内 容 提 要

睡眠疾病及与睡眠相关的疾病临床并不少见,中医药临床研究及诊疗经验近年来积累了较为丰富的成果。本书分总论和各论,总论概述了中医睡眠医学发展简史、医学理论及临床诊疗原则;各论介绍了中医学对睡眠疾病,以及以失眠为主症的相关性疾病的认识与发展,从历史沿革、流行病学状况、病因病机、类证鉴别、辨证论治、医案分析、研究进展等多个方面对中医睡眠疾病、中医睡眠相关疾病进行了详细的阐述,并对中医睡眠疾病的康复与预防以及中药药理学实验研究进行了简要介绍。全书遵循中医"天人相应"理论,突出脑主神明、肝主情志、心主血脉学术思想,以及五脏皆有不寐和从肝论治的观点,对睡眠疾病的临床论治和基础实验研究等方面具有较高的参考价值。

本书可供中医临床医生及中医院校师生参考使用。

图书在版编目(CIP)数据

中医睡眠疾病学 / 徐建,许良主编. -- 上海 : 上海科学技术出版社,2023.4
ISBN 978-7-5478-6125-7

Ⅰ. ①中… Ⅱ. ①徐… ②许… Ⅲ. ①睡眠障碍—中医疗法 Ⅳ. ①R277.797

中国国家版本馆CIP数据核字(2023)第050171号

中医睡眠疾病学
主编 徐 建 许 良

上海世纪出版(集团)有限公司
上海科学技术出版社 出版、发行
(上海市闵行区号景路 159 弄 A 座 9F - 10F)
邮政编码 201101 www.sstp.cn
上海新华印刷有限公司印刷
开本 787×1092 1/16 印张 10.5
字数 200 千字
2023 年 4 月第 1 版 2023 年 4 月第 1 次印刷
ISBN 978 - 7 - 5478 - 6125 - 7/R·2734
定价:58.00 元

编　委　会

主　编

徐　建　许　良

编　委

（以姓氏笔画为序）

王国华　王岩梅　王惠茹　朱广亚　朱寅捷　许　红
许　良　李　欧　李志敏　李怿霞　李娜娜　肖姝雲
沙中玮　张　洁　张雯静　俞承烈　候　雯　徐　建
徐子鉴　徐世芬　高圆媛　黄旭冬　鲁剑萍

序　言

----〰〰----

　　《中医睡眠疾病学》是上海中医药大学 2017 年研究生创新课程和创新教材建设立项项目。目前市场上有特色的、与睡眠相关内科疾病的中医治疗的著作，对睡眠及其相关疾病论述篇幅较少，同时也缺乏继承创新、具有海派中医特色的中医睡眠学著作。

　　本书介绍了中医学对睡眠疾病，尤其对以失眠为主症的相关性疾病的认识与发展，通过收集大量资料，作了翔实阐述，突出了中西医结合防治失眠症的诊疗思路、辨证论治的优势以及遣方用药的特色，并根据国内外前沿研究进展，结合中医药对失眠症的诊疗优势、遣方用药及临床医案分析等，进一步深入阐述了睡眠疾病的相关知识。

　　上海市中医医院是一所三级甲等综合性中医医院，是上海中医药大学附属医院。上海市中医医院睡眠疾病专科在全国名老中医王翘楚教授学术领衔下，遵守中医"天人相应"理论指导，从 1988 年就开始对落花生枝叶治疗失眠症进行研究，提出落花生枝叶"昼开夜合"与人体"入夜则寐，入昼则寤"两者之间可能存在共同促睡眠的物质基础，经过领衔并组织临床、药理和文献等专家进行系统研究，取得一系列成果。在 2005 年率先成立中医睡眠疾病研究所，近 20 年来以课题研究带动中医睡眠疾病优势专科建设。

　　上海市中医医院中医睡眠疾病研究所近 5 年获得国家及省部级课题 13 项，获中华中医药科技奖、上海市中医药科技奖、上海医药科技奖、上海中医药科技成果推广奖 4 项，获版权 1 项，申请专利 4 项，成果转让 1 项。2010 年国家中医药管理局批准上海市中医医院中医睡眠疾病研究所为中医睡眠疾病优势专科继续教育基地，并成立全国名老中医王翘楚传承工作室，探索出以传统师承形式培养中医临床、科研人才的

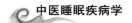
成功经验。

本书古今贯通，传统与现代相结合，重点明确，包罗经典理论与前沿科学研究。全书内容以中医为主导，横跨学科，中西兼容，临床与科研相结合，能为睡眠相关疾病的临床、科研研究带来启示。

今有幸先睹全书，乐于为该书作序，并向同道推荐。

胡鸿毅

2023 年 1 月

前　言

时光荏苒,白驹过隙。由全国名老中医王翘楚教授创建的上海市中医医院中医睡眠疾病研究所,即将迎来第 18 个年头。近 20 年来,我们团队同舟共济,得到各级领导的关怀和王师生前的嘱托。荣誉来之不易,来路更加宽阔,责任更加重大。

睡眠与觉醒原本是人体正常的生理节律,如今睡眠问题却成了社会问题,而失眠是最常见的睡眠问题。荟萃研究显示,普通人群失眠症状的年发生率高达 50%,达到诊断标准的失眠的年发生率为 5% 左右。失眠不但是独立的睡眠障碍,还是许多精神疾病的前驱症状和重要的维持因素。队列研究也显示睡眠障碍明显增加了精神障碍特别是心境障碍的发生率。失眠还影响了患者的认知功能和工作、学习等社会功能。此外,失眠呈现慢性化病程,流行病学研究显示 44% 的严重失眠持续 10 年以上。这些特点决定了失眠对个体和社会构成了严重的经济负担。

上海市中医医院中医睡眠疾病研究所始基于失眠科,对失眠的临床研究始于 20 世纪 80 年代末。30 余年来,我们从临床实践中逐步认识到,对于以失眠为主症的疾病及其相关疾病,除重视失眠症处理外,必须同时注意对有其他夹杂症者予以相应的诊断、辨证和处理,才能充分发挥中医的临床特色和优势,也能弥补当代西医临床分科过细、不够重视患者整体、分而治之的问题。我们把这一类以失眠为主症,并伴有相关躯体症状和其他精神症状的疾病,统称为睡眠疾病。

本书贯通古今,内容丰富,重点突出。与以往相关著作或研究生教材相比,本书有时代特色,亦有最新成果。我们坚持守中创新,以继承为基础、创新为灵魂、发展

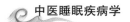

为目的，遵循中医"天人相应"理论，以脑主神明、肝主情志、心主血脉为学术思想，主张五脏皆有不寐和从肝论治观点，在睡眠疾病临床论治和基础实验方面有了一定的亮点。故本书编者收集相关文献理论，总结数年来临床实践和教学经验，汇集成书，以飨同道。书中如有疏漏之处，敬请同仁批评指正。

编者

2023 年 1 月

目　录

附　　录

总 论

第一章
中医睡眠医学发展简史

一、中医睡眠医学的发展

自古以来中医治疗失眠症的疗效显著,中医学将失眠症称为"不得卧""不得眠""目不瞑""不寐""失寐"等。

中医学关于睡眠有多种学说。睡眠的阴阳学说形成源于《黄帝内经》(以下简称《内经》)。《灵枢·口问》曾云:"阳气尽,阴气盛,则目瞑""阴气尽,而阳气盛,则寤矣",叙述了正常的睡眠与自然阴阳消长的动态平衡是密切相关的。而失眠症的病机,正如吴鞠通于《温病条辨》中所言"阳入于阴则寐,阳出于阴则寤"。而之后的《医效秘传》将病后失眠症的病机分析为"夜以阴为主,阴气盛则目闭而安卧,若阴虚为阳所胜,则终夜烦扰而不眠也"。《类证治裁》曰:"阳气自动而之静,则寐;阴气自静而之动,则寤;不寐者,病在阳不交阴也。"此处明确指出失眠症与机体的阴阳失调有关。失眠症的基本病机为阳不入阴,这也是被后世广为接受的理论。按照《内经》的理论,阴阳不通、阴阳不交是失眠症的根本病机。阴阳不交而致失眠症的原因大体可分为三类:一为阴液亏虚,机体阴液不足,不能敛阳,导致阳气浮于外,故而失眠;二为阳气过盛,阳气太盛致机体阴液相对不足,阴不制阳,阳气浮越于外而不眠;三为外邪阻碍交通,即机体的湿痰瘀血等病理产物阻碍了"阴阳交通"的道路,阴阳不交则失眠。睡眠的阴阳学说认为,阴平阳秘,精神乃治,阴阳交泰,起居有常。

《灵枢·营卫生会》云:"壮者之气血盛,其肌肉滑,气道通,荣卫之行,不失其常,故昼精而夜瞑。老者之气血衰,其肌肉枯,气道涩,五藏之气相搏,其营气衰少而卫气内伐,故昼不精,夜不瞑。"《景岳全书》曰:"不寐证虽病有不一,然惟知邪正二字则尽之矣。盖寐本乎阴,神其主也,神安则寐,神不安则不寐。其所以不安者,一由邪气之扰,一由营气之不足耳。"寐者本乎营阴,由心神所主。不寐者不外乎二因:一则邪气干扰,使卫阳浮越;一则营气不足,致卫气内伐。《灵枢·营卫生会》阐述了营卫失和是不寐的主要病机。

卫气不得入于阴而致不寐。正常情况下,《灵枢·邪客》中提到,卫气是"昼日行于阳,夜行于阴",说明卫气有规律地行于阳而入于阴是人昼寤夜寐的基础。《灵枢·大惑论》认为,人之不寐乃是因为"卫气不得入于阴,常留于阳"。《灵枢·邪客》曰:"厥气客于五藏六府,则卫气独卫其外,行于阳,不得入于阴。行于阳则阳气盛,阳气盛则阳跷陷,不得入于阴,阴虚,故目不瞑。"阴阳失和是导致失眠的关键所在,而卫不入阴是根本。当机体遭受外界各种邪气侵袭,脏腑之气受到干扰后,卫气奋而抗邪于外,不能入于阴分,则形成卫气浮盛于体表,脏腑之精气虚于内,神气不得内守,因而不得眠。

巢元方在《诸病源候论》中提道:"大病之后,脏腑尚虚,荣卫未和,故生于冷热。阴气虚,卫气独行于阳,不入于阴,故不得眠。"

《古今医统大全》有云:"痰火扰乱,心神不宁,思虑过伤,火炽痰郁而致不眠者,多矣。有因肾水不足,真阴不升,而心阳独亢,亦不得眠;有脾倦火郁,夜卧遂不疏散,每至五更,随气上升而发躁,便不成寐。此宜快脾发郁、清痰抑火之法。"故五脏皆可导致不寐。

心主血,藏神,与人的精神活动关系最为密切,人之寐寤也由心神掌控,一旦心神被扰就会发生不寐。心主血藏神而赖血以濡养于心,心失血养则无法安宁而神不归舍,故心慌、心悸而不寐。造成心神不宁的因素除邪热扰心、心气亏耗等与心有关的病证外,也与其他脏腑关系密切。心、肺同属上焦,心火不降,反而上灼肺金,肺气虚弱则行血无力,肺气壅塞,易导致心血瘀阻,而心阳不振也会引起胸闷咳喘而导致卧不安;心主血而脾生血,"思出于心,而脾应之",心气不足,行血无力,或脾气虚损,思虑过度,导致眩晕失眠;心藏神而肝主疏泄、调畅情志,人的情志调节主要依靠心、肝两脏,心神不安、肝气郁结则抑郁不寐,心火亢盛、肝火亢逆则急躁易怒,心烦失眠;心肾相交,水火既济,君相安位,肾精日耗,无以上济,心火更旺,神魄外游,故不寐。

脾为后天之本,乃气血生化之源,上能滋养心神,下可充养肾精。脾主四肢,居中央以运四方;脾主运化水谷,脾阳不振,则水谷运化失常,食欲不振,腹部胀满不适,四肢乏力,气血日渐消耗。《类证治裁》认为"思虑伤脾,脾血亏损,经年不寐",提出了劳倦、思虑过度是导致失眠症的原因。早在《内经》中便有"胃不和则卧不安"之说。明代张介宾有云"今人有过于饱食或病胀满者,卧必不安",由于脾胃的运化不足,气机受阻所致卧不安;《张氏医通》亦有"脉滑数有力不眠者,中有宿食痰火,此为胃不和则卧不安也",提出了宿食痰火所致卧不安的理论;《医学心悟》中有"有胃不和则卧不安者,胃中胀闷疼痛,此食积也,保和汤主之",说明食滞引起胃不和而致失眠症。

人卧则血归于肝,魂亦随之回归于肝,潜藏、涵养于血中,人体渐渐入眠。若魂不归舍之时,则出现病态的兴奋状态。肝不藏血主要因为肝的阴血亏虚和肝的疏泄失常。治则为肝血亏虚者补之,气血郁滞者疏之,阳气亢奋者镇之。

近代医家多从五脏论失眠症。丁甘仁曾将不寐治法分为9种:和胃化痰,交通心肾法;化痰息风,和胃安神法;养血柔肝,和胃安神法;柔肝潜阳,和胃安神法;育阴潜阳,交通心肾法;滋补肝肾,固精潜阳法;益肾清心,涤痰安神法;清肝化痰,交通心肾法;益气养阴,柔肝化痰法。施今墨将临床常见的不寐分为 12 型：心脑不足型、脑肾不足型、阴虚型、血不上荣型、心脾两虚型、心肾不交型、肝阳上亢型、肝郁气滞型、冲任失调型、胆热型、肝郁虚热型、胃肠积滞型。

近年来，中医对于失眠症的诊疗正逐步趋于规范化。中国中医科学院和上海中医药大学附属上海市中医医院等单位对失眠症的中医症状、证候辨证诊断和疗效评价规范的标准化进行了系列研究，以国际通用的美国匹兹堡睡眠质量指数、国家中医药管理局《中医病证候诊断疗效标准》、国家卫生健康委员会《新药（中药）临床研究指导原则》中失眠症（5 个）辨证分型、《中国睡眠医学》中的 9 个辨证分型和上海市中医失眠症诊疗方案中（6 个）辨证证型量化评分工作为基础，参考《中国失眠的定义、诊断及其治疗专家共识》，确定失眠症的中医评价标准，结合其他失眠症的评价量表，如阿森斯失眠量表、生存质量表、失眠症临床评价表等，进行了有效的临床研究。

二、自古以来中医学对失眠症的基本认识

（一）先秦两汉对失眠症的认识

睡眠对于人的生活健康有着极大的影响，早在殷商时期就有对于失眠症的认识。其主张"道者静卧"，认为睡眠是极其重要的，不仅人类需要睡眠，而且各种动物如野鸭、大雁、蛇、鳝、鱼、鳖、昆虫等，它们既要靠食物才能生存，同时又必须依靠睡眠才能生长。对于人体来说，只有睡眠充足，食欲才会旺盛，食物才能消化，药物才能调养形体。睡眠与饮食就好比火与金属一样，没有火，金属就无法熔化，而没有睡眠，食物则无法消化。因此，若一夜不眠，则其精力会很长时间难以恢复过来。

先秦时期，作为中医学四大经典之一的《内经》中多以"卧"而称之，如《素问·评热病论》曰："水者阴也，目下亦阴也，腹者至阴之所居，故水在腹者，必使目下肿也；真气上逆，故口苦舌干，卧不得正偃，正偃则咳出清水也。诸水病者，故不得卧，卧则惊，惊则咳甚也。"常以"瞑"而论，《灵枢·邪客》云："阳气盛则阳跷满，不得入于阴，阴虚，故目不瞑。"由此可见，《内经》中此类病症的命名与最早出现的"不得卧"多相同，同时又在此基础上用"目不瞑""不得眠"来表达。

东汉末年，张仲景所著《金匮要略·血痹虚劳病脉证并治》中提及"虚劳虚烦不得眠，酸枣仁汤主之"。在其著作中，有关此类疾病的称谓以"不得眠"最多，也有以"不得卧""不能卧""不得睡"名称来称谓。如《金匮要略·肺痿肺痈咳嗽上气病脉证治》曰："肺痈，喘不得卧，葶苈大枣泻肺汤主之。"《金匮要略·百合狐惑阴阳毒病脉证治》提道："百合病者，百脉一宗，悉致其病也。意欲食复不能食，常默默，欲卧不能卧，欲行不能行，欲饮食，或有美时，或有不用闻食臭时，如寒无寒，如热无热，口苦，小便赤，诸药不能治，得药则剧吐利，如有神灵者，身形如和，其脉微数。"《金匮要略·黄疸病脉证并治》曰："腹满，舌痿黄，躁不得

睡,属黄家。"

(二)唐宋金元对失眠症的认识

隋代巢元方编著的《诸病源候论》中除了前人提及的关于此类疾病的记载名称,又在此基础上出现诸如眠寐不安、寝卧不安、睡卧不安等。如《诸病源候论》提及:"皮蒸,其根在肺,必大喘鼻干,口中无水,舌上白,小便赤,如血蒸盛之时,胸满,或自称得注热,两胁下胀,大嗽彻背连胛疼,眠寐不安,或蒸毒伤脏,口内吐血。"同文中另提出:"四曰肉蒸,其根在脾,体热如火,烦躁无汗,心腹鼓胀,食即欲呕,小便如血,大便秘涩。蒸盛之时,身肿目赤,寝卧不安。"《诸病源候论》又曰:"夫食过于饱,则脾不能磨消,令气急烦闷,睡卧不安。"

到了唐代,医学文献又着重以"不得卧"和"不得眠"来称谓,当然亦有"寝卧不安""起卧不安""卧不安席"等。唐代药王孙思邈在其《备急千金药方》中提到大病后不得眠,同时也论述了疾病与失眠的关系,谈及因心病、肝病、脾病等引起的失眠症。在其后著的《千金翼方》中提出用朱砂、琥珀、紫石英等重镇安神药治疗不得眠。而"失眠"病名首次出现于王焘所撰《外台秘要》中:"夫今诊时行,始于项强敕色,次于失眠发热,中于烦躁思水,终于生疮下痢,大齐于此耳。"王焘认为导致失眠的最常见原因是热病后阴虚耗损,同时也收载了许多可治疗失眠的良方,如乌梅豉汤、半夏茯苓汤、深师小酸枣汤、小品流水汤、延年酸枣饮、大竹叶汤等。

宋金元时期,医家辈出,医著丰富。宋代王怀隐所著《太平圣惠方》中提出"胆虚不得睡者,是五脏虚邪之气干淫于心""治伤寒后,余热在心,恍惚多惊,不得眠睡,宜服茵陈散方"。其多强调心理疾病与失眠症发病有着重要关系。而在同时代许叔微著的《普济本事方》中则指出"今肝有邪,魂不得归,是以卧则魂飞扬若离体也"。其认为肝虚魂离与失眠有着密切关系。金元医家张从正在《儒门事亲》中记载:"一富家妇人,伤思虑过甚,二年不寐,无药可疗。其夫求戴人治之。戴人曰:两手脉俱缓,此脾受之也,脾主思故也。乃与其夫以怒而激之,多取其财,饮酒数日,不处一法而去。其人大怒汗出,是夜困眠,如此者,八九日不寤,自是而食进,脉得其平。"其根据不同情志的五行属性,创立了以情胜志的心理疗法,提出"思气所至,为不眠",故以怒治思为治疗失眠症提供了新思路。

(三)明清对失眠症的认识

到了明清时代,医家们在前人研究的基础上逐步对与失眠相关的疾病形成了系统认识。明代医家戴原礼撰著的《秘传证治要诀及类方》专列"不寐"一篇,首次专章论述不寐的病因、病机及证治的理论。如他在《秘传证治要诀及类方》中提出:"不寐有二种。有病后虚弱及年高人阳衰不寐;有痰在胆经,神不归舍,亦令不寐。虚者六君子汤加炒酸枣仁、炙黄芪各半钱。痰者,宜温胆汤,减竹茹一半,加南星、炒酸枣仁各半钱,下青灵丹。"

同为明代医家的张景岳在《景岳全书》中将本病分为有邪和无邪两种类型,提出:"不寐证虽病有不一,然惟知邪正二字则尽之矣。盖寐本乎阴,神其主也。神安则寐,神不安则不寐。其所以不安者,一由邪气之扰,一由营气之不足耳。有邪者多实证,无邪者皆虚证。"无邪是指"思虑劳倦惊恐忧疑,及别无所累而常多不寐者,总属真阴精血不足,阴阳不交,而神有不安其室耳"。有邪者又分内邪、外邪,如"凡如伤寒、伤风、疟疾之不寐者,此皆外邪深入之扰也""饮浓茶则不寐,心有事亦不寐者,以心气之被伐也"。他在失眠症的病机、治疗方面都有所总结。

明代李中梓在《医宗必读》中做了更详细的论述:"不寐之故,大约有五:一曰气虚,六君子汤加酸枣仁、黄芩;一曰阴虚,血少心烦,酸枣仁一两,生地黄五钱,米二合,煮粥食之;一曰痰滞,温胆汤加南星、酸枣仁、雄黄末;一曰水停,轻者六君子汤加菖蒲、远志、苍术,重者控涎丹;一曰胃不和,橘红、甘草、石斛、茯苓、半夏、神曲、山楂之类。大端虽五,虚实寒热,互有不齐,神而明之,存于其人耳。"

清代医家对失眠症的诊治也有了新的突破,如王清任在《医林改错》血府逐瘀汤所治症目下"不眠"症的治疗中记载"夜不能睡,用安神养血药治之不效者,此方若神",提出了血瘀可以导致失眠症,并以活血化瘀法治疗失眠症的新观点。陈士铎在《石室秘录》中认为"人病心惊不安,或夜卧不睡者,人以为心之病也,谁知非心病,肾病也,欲安心者,当治肾",拟滋阴降火、交通心肾的治疗方药,提出治疗失眠症应侧重于水火相济、上下同心的主张。叶天士则在《医效秘传》中提出:"夜以阴为主,阴气盛则目闭而安卧,若阴虚为阳所胜,则终夜烦扰而不眠也。心藏神,大汗后则阳气虚,故不眠。心主血,大下后则阴气弱,故不眠。热病邪热盛,神不清,故不眠。新瘥后,阴气未复,故不眠。若汗出鼻干而不得眠者,又为邪入表也。"叶天士从自己的临床经验出发,就失眠症的中医辨证论治提出了自己的见解。

三、中医学对失眠症病因病机的认识

(一)阴阳不交

有关失眠症的阴阳学说源于《内经》。《素问·金匮真言论》云:"阴中有阴,阳中有阳。平旦至日中,天之阳,阳中之阳也;日中至黄昏,天之阳,阳中之阴也;合夜至鸡鸣,天之阴,阴中之阴也;鸡鸣至平旦,天之阴,阴中之阳也。"天地阴阳的盛衰消长,致使一天有昼夜晨昏的节律变化。人与自然界是统一的整体,人体的阳气随之亦有消长出入的节律运动。平旦时人体的阳气随自然阳气生发而由里出外,阳气渐长,人起床活动。中午时分人体阳气盛于外部,黄昏则阳气渐消,入夜则阳气潜藏于内,人上床休息,即"阳入于阴则寐,阳出于阴则寤",正如《灵枢·口问》中所说"阳气尽,阴气盛,则目瞑;阴气尽而阳气盛,则寤矣",阴阳不交,阴不敛阳,阳不入阴,心神浮越,魂魄妄行,则见失眠。可见阴阳不交是失眠症的重要病机。

（二）营卫不和

营卫不和理论也源于《内经》，正如《灵枢·营卫生会》中所云："营在脉中，卫在脉外，营周不休，五十而复大会。阴阳相贯，如环无端。卫气行于阴二十五度，行于阳二十五度，分为昼夜，故气至阳而起，至阴而止。故曰：日中而阳陇为重阳，夜半而阴陇为重阴。故太阴主内，太阳主外，各行二十五度，分为昼夜。夜半为阴陇，夜半后而为阴衰，平旦阴尽而阳受气矣。日中而阳陇，日西而阳衰，日入阳尽而阴受气矣。夜半而大会，万民皆卧，命曰合阴。平旦阴尽而阳受气。如是无已，与天地同纪。"即提示我们营气行于脉中，属阴；卫气行于脉外，属阳。营卫之气营运不休，一昼夜周流全身五十周，白天自然界的阳气充盛，人体是营气运营于脉内，卫气循行于脉外，各二十五周，营气荣养于内，卫气温护于外，人体的阳气充盛，人寤而活动；夜间自然界阴气渐盛，人体的营气营运于脉内，卫气入于里循行于阴经和五脏二十五周，卫气和营气阴阳相会，人卧而睡眠休息。《灵枢·大惑论》又载："卫气不得入于阴，常留于阳。留于阳则阳气满，阳气满则阳跷盛，不得入于阴则阴气虚，故目不瞑矣……卫气留于阴，不得行于阳。留于阴则阴气盛，阴气盛则阴跷满，不得入于阳则阳气虚，故目闭也。"可见阴阳不调、营卫不和是失眠的重要原因。到了隋代，巢元方在《诸病源候论》中提出"阴气虚，卫气独行于阳，不入于阴，故不得眠"，既是对这一理论的认可，也是发展。后世医家亦广泛认同这一理论，并就营气、卫气与失眠的关系进行了一定的阐述，认为失眠可由"营卫之气衰少""卫气不得入于阴"，营卫不和，昼夜节律失调所引起。

（三）脏腑功能紊乱

《素问·病能论》云："人有卧而有所不安者，何也……藏有所伤及，精有所之寄则卧安"，可见失眠与五脏肝、心、脾、肺、肾皆有关。脏腑功能失调说是对多个脏腑学说的概括。

1. 肝　《血证论》记载："肝病不寐者，肝藏魂，人寤则魂游于目，寐则魂返于肝。若阳浮于外，魂不入肝，则不寐。"《症因脉治》载："肝火不得卧之因，或因恼怒伤肝，肝气怫郁；或尽力谋虑，肝血有伤，则夜卧不宁矣。"肝藏魂，其魂随寐而出入游返于内外，如肝被邪热所扰，气机不发，则魂不入肝，反张于外，神不安居而致不寐。现代医家学者依"亢害承制"理论认为导致失眠的五脏之间存在着制化现象，但其根源均出于肝。从肝论治失眠已成为中医治疗本病的方法之一。宋代许叔微在《普济本事方》中云："平人肝不受邪，故卧则魂归于肝，神静而得寐，今肝有邪，魂不得归，是以卧则魂扬若离体也。"肝为刚脏，主动主升，气郁化火，从而使情志亢奋而难以抑制，则可见失眠、多梦。肝藏魂的功能受影响，魂不内藏，神明被扰，亦可致不寐。

2. 心　《素问·灵兰秘典论》云："心者，君主之官也，神明出焉。"因此，心对其他脏腑的功能活动,也起着主导作用。《灵枢·邪客》又云:"心者,五藏六府之大主也,精神之所舍也。"心主神明的功能正常,则精神健旺,神志清楚;反之,则可致精神神志异常,出现惊悸、健忘、失眠、癫狂等症,足见心与失眠关系密切。凡是能影响心神的原因都可引起失眠,如正气不足引起心失所养,火热炽盛可扰心或突受惊骇引起心神不安等都是不寐的常见原因。正如《医效秘传》载:"心藏神,大汗后则阳气虚,故不眠;心主血,大下后则阴气弱,故不眠。"

3. 胆 胆虚不寐首见于《中藏经》,指出"胆虚寒则恐畏,头眩不能独卧",认为胆热则多睡,胆冷则无眠,又指出"心虚则畏人,瞑目欲眠,精神不倚,魂魄妄乱",为后世从胆腑虚寒论治不寐提供依据。宋代《太平圣惠方》载"夫胆虚不得睡者,是五脏虚邪之气干淫于心。心有忧恚,伏气在胆,所以睡卧不安。心多惊悸,精神怯弱,盖心气忧伤,肝胆虚冷,致不得睡也",明确指出失眠病机在心胆同病,提示治疗当从心胆同治。明代医家戴思恭的《证治要诀》提出痰在胆经,因胆涎沃心,致心气不足,神不归舍而不寐的病机理论,明确了胆病及心的机制。清代陈士铎的《辨证录》提出胆虚不寐的病机理论,认为少阳胆经为心肾交接之会,胆气虚怯或胆虚邪侵使心肾交接无由,心肾不交而致不寐,陈士铎氏对胆虚致失眠的说理,充实了胆虚不寐的理论。

4. 脾胃 《素问·逆调论》曰:"阳明者,胃脉也,胃者六府之海,其气亦下行,阳明逆不得从其道,故不得卧也……胃不和则卧不安,此之谓也。"后世医家对此进行了大量的发挥,有学者认为"胃不和则卧不安",是对因饮食不节、肠胃受损、胃气不和而致不寐的病理机制做出的高度概括,尤其指出《内经》之胃,概括了现代临床的脾、胃、肠三个方面的功能。另外,脾胃不和,胆胃不调,食积、痰火内扰心神也皆可致寝寐不安。在《素问·厥论》中就有记载"腹满膜胀,后不利,不欲食,食则呕,不得卧",两者讲的道理是一样的,就是指饮食不当、脾胃功能失调可以影响到睡眠。

5. 肺 《素问·病能论》中有记载"肺气盛则脉大,脉大则不得偃卧"。失眠与肺的关系首先表现为卫气和睡眠的关系,失眠与卫气失常密切相关,一言以蔽之,卫不和则卧不安,从而间接地验证了肺的功能失调可以导致失眠。另有学者认为不寐从肺论治,不外乎两端:首先肺气宣肃失常,水道不通,凝液成痰,或气衰不充,心脉失濡;其次是过悲伤肺,神魄相期。

6. 肾 《素问·热评论》载:"肾风,诸水病者,故不得卧,卧则惊。"清代《冯氏锦囊秘录》提出"壮年人肾阴强盛,则睡熟而长,老年人阴气衰弱,则睡轻微易知",说明失眠与肾阴盛衰有一定关系。肾的功能异常导致失眠是因为睡眠的正常取决于水火阴阳的协调,而阴阳协调,根在少阴。《冯氏锦囊秘录》指出:"夫人之神,寤则栖心,寐则归肾,故寐者,心神栖归于肾舍也……故不寐、健忘两症,虽似心病,实多由乎肾虚也。"肾和失眠的关系在《伤寒论》中论述最多。由此可见,五脏六腑功能失调都能引起失眠症的发生,并且脏腑相连,还可相互影响,使失眠症更加严重。

（四）情志异常

《素问·病能论》云："人有卧而有所不安者，何也？岐伯曰：藏有所伤及，精有所之寄则卧安，故人不能悬其病也。"五脏藏神，脏为邪淫，神无所藏，魂不守舍，则使人睡眠不安。吴崑在《医方考》中亦云："忧愁思虑伤心，心伤则苦惊喜忘，夜不能寐。"情志因素往往是通过改变脏腑的正常气机来影响睡眠。古代中医学对于情志失调导致失眠的论述常从思虑伤脾或者情志导致心神被扰、脏腑功能或者阴阳失调方面来说，如《类证治裁》指出："思虑伤脾，脾血亏损，经年不寐。"《景岳全书》曰："思虑过分，火炽痰郁而致不眠者多矣""劳倦思虑太过者，必致血液耗亡，神魂无主，所以不眠。"思虑过度则伤脾，心脾血虚，神魂无主，而致失眠，此类失眠即是因情志异常所诱发。惊恐亦可引起失眠。中医认为"惊则气乱"，惊吓过后，气机逆乱，神无所主，且"悲哀怒忧则心动"，心神不宁，神志错乱，导致不寐。《内经》还认为"恐则气下"，即恐惧伤肾，肾精受伤，不能上承心火，造成心肾不交，扰乱神明而致不寐。

另有一些患者由于先天体质因素，又由于后天失于顾护，使情志异常更为明显，导致脏腑功能失调，气血不畅而失眠。如一些患者先天禀赋不足，形志懦弱，性格多表现为胆怯、自卑、多疑等。形志懦弱之人，又易为七情所伤，长期情志抑郁，久必致肝气郁结，疏泄失常，魂不归肝，而见失眠、多梦等症；或素体肝阳偏亢或肝郁化火，则可见烦恼易怒，火性炎上而扰乱心神则不寐。而劳心之人，久坐久视，致心脾气血两伤，或肝郁犯脾，而成心脾两虚之证。心血不足，心神失养，而见失眠多梦；脾气虚弱，运化失常，或房事过频，伤及肾精，或心阴亏损，或肾阴亏虚，肝肾亏虚，脑髓失充，元神无养，故症见失眠；或素体痰湿偏盛，或阳旺多火，若又为惊疑所触发，痰火内扰致睡不安稳。

（五）其他因素

气血失调是致失眠的一个重要因素。《难经·四十六难》认为人老不寐的病机是"血气衰，肌肉不滑，荣卫之道涩，故昼日不能精，夜不能寐也"，指出了失眠与气血关系密切。古人有久病必有瘀之说，清代叶天士、王清任等医家更有阐述。"久病必瘀"，血络瘀滞，心脉受阻，心神失养，阳不入阴，神不守舍，而致入眠不易，梦中惊魇，其根蒂在于血瘀，"血气不和，百病乃生"。血瘀的形成，或由寒邪侵犯，血被寒凝，泣而不行所致；或由血熬伤津，津不载血，血液凝结所致；或由痰浊水饮阻遏血脉正常运行而致；或由情志不畅，肝郁气滞，不能行血所致；亦可由外伤肌肉血脉，恶血内留，以及年老体弱，气虚无力推动血行所致等。

另有"百病多因痰作祟"之说。《医宗必读》又将不寐原因概括为"一曰气虚，一曰阴虚，一曰痰滞，一曰水停，一曰胃不和"五个方面。痰浊为病，常随气上逆，蒙蔽清窍，扰乱心神，使心神活动失常。《景岳全书》曰："痰火扰乱，心神不宁，思虑过伤，火炽痰郁而致不眠者多矣。"《血证论》则提出："肝经有痰,扰其魂而不得寐者,温胆汤加枣仁治之。"痰郁是因肝气不舒所致,情志不畅,肝郁化火,灼津而生;也可因忧思伤脾,脾虚生湿而酿成;或因饮食肥甘厚腻,酿湿而生。最终"痰"上蒙清窍,则元神被遏,阴阳失调,神失守舍而失眠。

由此可见,历代医家针对不寐多以从心论治阐述为长,近代渐有从痰、从瘀论治之说,当今王翘楚等以肝为切入点,深入研究失眠症临床证候特点,立从肝论治法治疗以失眠为主症及其相关疾病,确有较好疗效。

第二章
中医睡眠医学理论概述

第一节　中医天人相应理论

　　古人所说的"天"或"天地"就是自然界，我们人类就生存在这个自然界中。"人以天地之气生，四时之法成。"（《素问·宝命全形论》）人类产生于自然界，生存于自然界，与自然界的四季交替有着共同的节律性。因此"人与天地相参"（《素问·咳论》）就是说，人类与自然界有着相统一的关系，必须把对人类的认识与对自然界的认识联系起来。人的睡眠与觉醒，是人的诸多生理功能的一部分，与自然界有着密切的相关性，体现了"天人相应"。

一、人体的生理过程，随自然界的运动发生相应的变化

　　自然界四季的气候变化，造成动植物的荣枯节律。"春生、夏长、秋收、冬藏是气之常，人亦应之。"（《灵枢·顺气一日分为四时》）人类的生理活动也会随着季节和气候的更替而发生与生长收藏相应的变化。而自然界不同的地域，有着不同的地理条件，也会引起不同的气候、水土、饮食、居处以及生活习惯的巨大差异，从而使人的体质和常见的疾病很不一样。"黄帝问曰：医之治病也，一病而治各不同，皆愈，何也？岐伯对曰：地势使然也。"《素问·异法方宜论》同样的疾病运用不同的治疗方法都取得疗效，原因是不同的自然环境形成不同的人的体质，需要运用不同的治疗方法才能取效。

　　人体与自然界共同受阴阳五行法则的制约，"阴阳者，天地之道也，万物之纲纪，变化之父母，生杀之本始，神明之府也，治病必求于本。"（《素问·阴阳应象大论》）阴阳是自然界的规律，也是人类和所有生物的规律。"生之本，本于阴阳。"（《素问·生气通天论》）人的生命的根本，就是天地阴阳的变化。"故阴阳四时者，万物之终始也，死生之本也。"（《素问·四气调神大论》）"五运阴阳者，天地之道也。"（《素问·天元纪大论》）与阴阳一样，四时五行也是人与自然的共同规律。而且在许多具体运动规律上，人类与自然界也有相应

的关系。"清阳为天,浊阴为地。地气上为云,天气下为雨;雨出地气,云出天气。故清阳出上窍(指五官),浊阴出下窍(指二阴);清阳发腠理,浊阴走五藏;清阳实四支(肢),浊阴归六府。"(《素问·阴阳应象大论》)古人观察到水气清轻上升到天空成为云,云凝聚而化雨变得重浊又降到地面;雨从天降而出自地气,云从地生,还是天降的雨水蒸发而成。古人从而认识到人体内的物质代谢也有类似的情况。清阳之精气向上向外布散,使眼、耳、鼻、舌、皮肤、四肢发挥各自的功能。浊阴之重物归入体内脏腑向下运行,蒸化出有用的精微又向中布散周身,无用废物则通过二便排出体外。这是拿天地之间的水气云雨升降转换与人体代谢作类比。后世医家根据这一思想将某些病证比作久旱干枯,密云不雨,需要一雨后苏。又将另一些病证比作阴霾满天,湿热郁蒸,需要拨云见日,分疏湿热,重现清爽,把对气候的直观体察应用到诊断治疗上来。

"天地之大纪,人神之通应也。"(《素问·至真要大论》)"人神"是指人体的生理机制,肯定人体的生理活动规律与自然界的"大纪"即重要法则相符合。由此提出,"圣人之为道,上合于天,下合于地,中合于人事。"(《灵枢·顺逆肥瘦》)主张把探讨自然界和研究人体统一起来,有意识地根据自然界的变化规律来理解人体的生理病理机制,并把这当作认识人体的一条方法论原则。

二、人体与自然界有共同的节律

地球、月亮、太阳之间的相对运行,形成日、月、年的周期性变化。人体受这些天体的影响,也发生周期性的变化。人体与自然界有共同的节律。

(一)人体的昼夜节律

1. 人体昼夜阴阳节律　"日中而阳陇,为重阳;夜半而阴陇,为重阴。故太阴主内,太阳主外,各行二十五度,分为昼夜。夜半为阴陇,夜半后为阴衰,平旦阴尽而阳受气矣。日中而阳陇,日西而阳衰,日入阳尽而阴受气矣。夜半而大会,万民皆卧,命曰合阴。平旦阴尽而阳受气。如是无已,与天地同纪。"(《灵枢·营卫生会》)

白昼属阳,中午阳气最旺盛,叫作重阳;夜间属阴,半夜阴气最盛,称为重阴。这是自然界阴阳之气的消长变化。人体的阴阳消长变化与之同步。营气运行在脉中,开始于手太阴经又终止于手太阴经,所以叫太阴主内;卫气运行在脉外,开始于足太阳经又终止于足太阳经,所以叫太阳主外。各自在白天和黑夜运行周身25遍,刚好分为1个昼夜。夜半是阴气最盛的时候,夜半以后阴气渐渐衰减,到了黎明阴气衰尽而阳气渐盛。太阳当顶是阳气最旺的时候,太阳偏西阳气渐渐衰减,太阳下山阳气衰尽而阴气渐盛。夜半之时,营气和卫气都在阴经,是相互会合的时候,正好人们都已入睡,这就叫作合阴。到了太阳升起的时候,阴气又已衰尽,阳气又渐渐旺盛。营气、卫气的运行,就这样日夜循环永无止境,并与天地的阴阳消长盛衰保持着一致。"故阳气者,一日而主外,平旦人气生,日中而阳气隆,日西而阳气已虚,气门乃闭。是故暮而收拒,无扰筋骨,无见雾露。反此三者,形乃困薄。"(《素问·生气通天论》)人的阳气,白天行于阳分,清晨的时候,阳气开始活跃,并趋向于外,中午时阳气达到最旺盛的阶段,太阳偏西时,体表的阳气逐渐虚弱,汗孔也开始闭合。所以到了晚上,阳气收敛拒守于内,这时不要扰动筋骨,也不要接近雾露,如果违反了一日之内的 3 个时间的阳气活动规律,形体就要受到邪气的侵害而困顿。

2. 卫气昼夜运行节律　"卫气之行,一日一夜五十周于身,昼日行于阳二十五周,夜行于阴二十五周,周于五藏。"(《灵枢·卫气行》)一昼夜中,卫气在体内运行 50 周,白天行于阳分 25 个周次,夜间行于阴分 25 个周次,并周行于五脏之间。卫气就是这样与太阳昼夜的运动时间同步运行。"日行一舍,人气行一周与十分身之八;日行二舍,人气行三周于身与十分身之六……人气二十五周于身有奇分与十分身之二,阳尽于阴,阴受气矣。其始入于阴,常从足少阴注于肾,肾注于心,心注于肺,肺注于肝,肝注于脾,脾复注于肾为周。是故夜行一舍,人气行于阴藏一周与十分藏之八,亦如阳行之二十五周,而复合于目。"(《灵枢·卫气行》)

太阳运行一星宿的时间称为一舍,卫气在人体循行 1 周又 8/10。日行二舍,卫气循行 3 周又 6/10……卫气循行 25 周及余数 2/10。这样,太阳运行周天的 1/2,由白天进入夜间,卫气也由阳分进入阴分。刚刚进入阴分时,由足少阴肾经传注于肾脏,由肾脏再传注至心脏,由心脏传注入肺脏,由肺脏传注入肝脏,由肝脏传注入脾脏,由脾脏再传注入肾脏而成为 1 周,故夜间太阳行一舍,人体行阴脏也是 1 周又 8/10。同行于阳分一样,行于阴分也是 25 周,再会合于目。

3. 营气昼夜运行节律　"黄帝曰:余愿闻五十营奈何?岐伯答曰:天周二十八宿,宿三十六分。人气行一周,千八分。日行二十八宿,人经脉动上下、左右、前后二十八脉,周身十六丈二尺,以应二十八宿,漏水下百刻,以分昼夜。故人一呼,脉再动,气行三寸;一吸,脉亦再动,气行三寸。呼吸定息,气行六寸;十息,气行六尺,日行二分……一万三千五百息,气行五十营于身,水下百刻,日行二十八宿,漏水皆尽,脉终矣。所谓交通者,并行一数也。故五十营备,得尽天地之寿矣,凡行八百一十丈也。"(《灵枢·五十营》)

黄帝说:我想了解经脉之气在体内运行 50 个周次的情况。岐伯回答说:周天有 28 星宿,每个星宿之间的距离是 36 分。人体的经脉之气一昼夜运行 50 次,合 1 008 分。在一昼夜中太阳的运行周历了 28 星宿,分布在人体上下左右前后的经脉,有 28 条,周身经脉的长度是 16 丈 2 尺,与 28 星宿相对应。用铜壶漏水下一刻为标准来划分昼夜,计算经气在经脉中运行所需要的时间。人一呼气,脉跳动 2 次,经气运行 3 寸,一吸气,脉又跳动 2 次,经气又运行 3 寸,一个呼吸过程,经气运行 6 寸,10 次呼吸,经气运行 6 尺,太阳运行 2 分……13 500 次呼吸,经气在体内运行 50 周次,水下一百刻,太阳运行遍 28 星宿,铜壶的水都滴漏尽了,经气也正好运行 50 个周次。前面所谈经气的相互交通,就是指经气在

28 脉运行 1 周。如果人的经气保持一昼夜运行 50 个周次,人就享尽天然的寿命。经气在人体运行 50 周次的总长度是 810 丈。

4. 疾病的昼夜节律　"夫百病者,多以旦慧、昼安、夕加、夜甚,何也?""春生、夏长、秋收、冬藏,是气之常也,人亦应之。以一日分为四时,朝则为春,日中为夏,日入为秋,夜半为冬。朝则人气始生,病气衰,故旦慧;日中人气长,长则胜邪,故安;夕则人气始衰,邪气始生,故加;夜半人气入藏,邪气独居于身,故甚也。"(《灵枢·顺气一日分为四时》)

许多疾病经常在早晨病情轻而患者精神清爽,中午病情安定,傍晚病情加重,夜间病情最重,这是为什么呢? 春季阳气生发,夏季阳气旺盛,秋季阳气收敛,冬季阳气闭藏,这是自然界阳气四季变化的一般规律。人体的阳气变化也与它相对应。把一日按照四季划分,早晨相当于春季,中午相当于夏季,傍晚相当于秋季,半夜相当于冬季。早晨阳气生发,能够抵御邪气,邪气衰减,所以早晨病情轻而患者精神清爽。中午阳气旺盛,能够制服邪气,所以中午病情安定。傍晚阳气开始衰减,邪气逐步亢盛,所以傍晚病情加重。半夜人体的阳气深藏于内脏,形体只有亢盛的邪气,所以半夜病情最重。"肝病者,平旦慧,下晡甚,夜半静""心病者,日中慧,夜半甚,平旦静""脾病者,日昳慧,日出甚,下晡静""肺病者,下晡慧,日中甚,夜半静""肾病者,夜半慧,四季甚,下晡静"。(《素问·藏气法时论》)患了肝病的人,天刚亮的时候,会感到好些,到了傍晚的时候,病情就会重些,到了夜半的时候,也会安静些。患有心脏病的人,在中午的时候,就会感到好些,到了夜半时,病情就会重些,到天刚亮的时候,又会安静下来。患了脾脏病的人,在午后一至三时,就会感到好些,到了天刚亮的时候,病情就会加重,到了傍晚的时候,又会安静下来。患有肺病的人,在傍晚的时候,就会感到好些,在中午的时候,病情就会加重,在下午一至三时,又会安静下来。患有肾病的人,在夜半的时候就会感到好些,在辰、戌、丑、未四个时辰,病情就会加重,到傍晚的时候,就会安静了。

5. 治疗的昼夜节律　"随日之长短,各以为纪而刺之。谨候其时,病可与期,失时反候者,百病不治。故曰:刺实者,刺其来也;刺虚者,刺其去也。此言气存亡之时,以候虚实而刺之。是故谨候气之所在而刺之,是谓逢时。在于三阳,必候其气在于阳而刺之;病在于三阴,必候其气在阴分而刺之。"(《灵枢·卫气行》)

根据昼夜的长短,来测知卫气的循行,然后作为针刺的标准。即针刺时,要等到气至时才进针,病就会应时而愈,如果错过了时机,违背了候气进针的原则,所有的疾病都不能治好。所以针刺实证,要迎着气之来而刺;针刺虚证,要随着气之运送则刺。也就说,根据邪气的存留与消退、疾病的虚实而进针。像这样谨慎地观察等待气的到来而进行针刺的,就叫作逢时。病在三阳经的,一定要等待卫气在阳分时才进行针刺;病在三阴经的,一定要等待卫气在阴分时才进行针刺。

"日有十二辰,子午为经,卯酉为纬。"(《灵枢·卫气行》)

一天有十二个时辰,子时午时为经,卯时酉时为纬。

"凡二十七气，以上下，所出为井，所溜为荥，所注为输，所行为经，所入为合，二十七气所行，皆在五腧也。"（《灵枢·九针十二原》）

经脉和络脉共 27 条，经气在脉中上下行，井穴是脉气如水涌出处，荥穴是水流渐盛处，输穴是水流汇聚转输处，经穴是水流成渠处，合穴是水流汇合处。27 条经脉之气都离不开这 5 个腧穴。

（二）人体的月节律

"人与天地相参也，与日月相应也。故月满则海水西盛，人血气积，肌肉充，皮肤致，毛发坚，腠理郄，烟垢著。当是之时，虽遇贼风，其入浅不深。至其月廓空，则海水东盛，人气血虚，其卫气去，形独居，肌肉减，皮肤纵，腠理开，毛发残，膲理薄，烟垢落。当是之时，遇贼风则其入深，其病人也卒暴。"（《灵枢·岁露》）

人与天地自然变化密切相关，日月运行盈亏也会对人体产生影响。所以当月亮满圆的时候，海水向西涌盛形成大潮，此时人体气血也相应地充盈，肌肉坚实，皮肤致密，毛发坚韧，腠理闭合，皮肤润泽固密，在这个时候，即使遇到贼风邪气的入侵，也进入较浅，不会深入。如果到了月亮亏缺的时候，海水向东涌盛形成大潮，这时人体气血相应虚弱，体表卫气衰退，外形虽然如常，但肌肉消减，皮肤松缓，腠理开泄，毛发残脆，肉理疏薄，皮肤纹理粗疏而表虚不固，在这个时候，若遇到贼风邪气的侵袭，就容易深陷入里，发病也急暴。

1. 人与天地自然变化、日月运行密切相关　"月始生，则血气始精，卫气始行；月廓满，则血气实，肌肉坚；月廓空，则肌肉减，经络虚，卫气去，形独居。是以因天时而调血气也。"（《素问·八正神明论》）

月亮初生的时候，血气开始流利，卫气开始畅行；月正圆满的时候，则人体血气充实，肌肉坚实；月黑无光的时候，肌肉减弱，经络空虚，卫气衰减，形体独居。所以要顺天时而调血气。

2. 治疗的月节律　"月生无泻，月满无补，月廓空无治，是谓得时而调之""月生而写，是谓藏虚，月满而补，血气扬溢，络有留血，命曰重实，月廓空而治，是谓乱经"。（《素问·八正神明论》）

月亮初生的时候，不可用泻法，月正圆满的时候，不可用补法，月黑无光的时候，不要针刺。月亮初生的时候用泻法，就会使内脏虚弱。月正圆满的时候用补法，会使血气充溢于表，以致络脉中血液留滞，这叫重实。月黑无光的时候，用针刺，就会扰乱经气，叫作乱经。

"以月死生为数，用针者，随气盛衰，以为痏数""月生一日一痏，二日二痏，渐多之，十五日十五痏，十六日十四痏，渐少之""以月死生为痏数，发针立已""针过其日数则脱气，不及日数则气不泻"。（《素问·缪刺论》）

根据月亮生盈亏空的周期变化，决定针刺穴位的多少和次数。在月亏至月满时，针刺次数和穴位数可渐递增，自月满至月亏时，则逐步递减。按此方法治疗，则效果较好，反之则于病无益,反而有害。

（三）人体的四季节律

1. 人体阴阳的四季节律　"春夏则阳气多而阴气少,秋冬则阴气盛而阳气衰。"（《素问·厥论》）

人体在春夏季节是阳气偏多,而阴气偏少,秋冬季节是阴气偏多而阳气偏少。

"是故冬至四十五日,阳气微上,阴气微下;夏至四十五日,阴气微上,阳气微下""四变之动,脉与之上下,以春应中规,夏应中矩,秋应中衡,冬应中权"。（《素问·脉要精微论》）

冬至到立春的 45 日,阳气微升,阴气微降;夏至到立秋的 45 日,阴气微升,阳气微降。四时阴阳的升降是有一定的时间和规律的,人的脉象变化与之相应地升降。春脉如规之象,夏脉如矩之象,秋脉如衡之象,冬脉如权之象。

2. 脉象的四季节律

（1）四季脉深浅不一:"持脉有道,虚静为保。春日浮,如鱼之游在波;夏日在肤,泛泛乎万物有余;秋日下肤,蛰虫将去;冬日在骨,蛰虫周密,君子居室。"（《素问·脉要精微论》）

持脉有规律,虚心静气是保证。春天脉浮,如鱼浮游在水波;夏天脉在皮肤,洪大而浮,泛泛充满于指下;秋天脉在皮肤下面,像蛰虫将要伏藏;冬天脉沉在骨,像冬眠的虫,人们也深居简出。

（2）四季脉脉象不同:"四变之动,脉与之上下。以春应中规,夏应中矩,秋应中衡,冬应中权。"（《素问·脉要精微论》）

四季气候变化,脉也随之而变。春脉如规之象,夏脉如矩之象,秋脉如衡之象,冬脉如权之象。

"春胃微弦曰平""夏胃微钩曰平""长夏胃微软弱曰平""秋胃微毛曰平""冬胃微石曰平"。（《素问·平人气象论》）

春天有胃气的脉是微弦脉,为无病的平脉。夏天有胃气的脉是钩而柔和的脉,为无病的平脉。长夏天有胃气的脉是微软弱的弦脉,为无病的平脉。秋天有胃气的脉是微毛脉,为无病的平脉。冬天有胃气的脉是微石脉,为无病的平脉。

春脉"软弱轻虚而滑,端直以长,故曰弦,反此者病"。夏脉"来盛去衰,故曰钩,反此者病"。秋脉"轻虚以浮,来急去散,故曰浮,反此者病"。冬脉"来沉以搏,故曰营（石）,反此者病"。（《素问·玉机真藏论》）

综合以上脉象在四季中的变化,其特点是春天脉位较浅,轻按可得,有轻虚细直圆滑感。夏天脉位更为浮浅,触之肌肤即得,有柔韧感,上下起落较大,脉来势较盛,鼓指感明显,脉去势衰,脉感稍弱。秋天脉位较深,需用力按压始得,有平直感,并微有上下左右浮动。冬天脉位最深,需用力深按始得,有沉紧感,脉动左右上下变动不明显,较固定。然而,四季脉动速率未见有次数变化的记录。

3. 五脏病的四季节律　"人与天地相参,故五藏各以治时,感于寒则受病,微则为咳,甚则为泄、为痛。乘秋则肺先受邪,乘春则肝先受之,乘夏则心先受之,乘至阴则脾先受之,乘冬则肾先受之。"(《素问·咳论》)

人与自然界是相应的,故五脏在其所主的时令受了寒邪,便能得病,若发病轻微,则发为咳嗽,重的发为腹泻、腹痛。所以当秋天的时候,肺先受邪,当春天的时候,肝先受邪,当夏天的时候,心先受邪,当长夏太阴主时,脾先受邪,当冬天的时候,肾先受邪。

"春善病鼽衄,仲夏善病胸胁,长夏善病洞泄寒中,秋善病风疟,冬善病痹厥。"(《素问·金匮真言论》)

春天多发生鼽衄,夏天多发生胸胁部位的疾病,长夏多发生洞泄等里寒证,秋天多发生风疟,冬天多发生痹厥。

"病在肝,愈于夏;夏不愈,甚于秋;秋不死,持于冬,起于春""病在心愈在长夏;长夏不愈,甚于冬;冬不死,持于春,起于夏""病在脾,愈在秋;秋不愈,甚于春;春不死,持于夏,起于长夏""病在肺,愈在冬;冬不愈,甚于夏;夏不死,持于长夏,起于秋""病在肾,愈在春;春不愈,甚于长夏;长夏不死,持于秋,起于冬"。(《素问·藏气法时论》)

病在肝脏,到了夏天就能痊愈,如果夏天不愈,到秋天会加重,秋天如果不死,到冬天,病情会呈持续状态。明年春天,肝病会有起色。病在心脏,到了长夏季节就能痊愈,如果长夏不愈,到冬天会加重,冬天如果不死,到明年冬天,病情会呈持续状态。到明年夏天,心病会有起色。病在脾脏,到了秋天就能痊愈,如果秋天不愈,到春天会加重,春天如果不死,到夏天病情会呈持续状态。到了长夏季节,脾病会有起色。病在肺脏,到了冬天就能痊愈,如果冬天不愈,到明年夏天会加重,夏天如果不死,到长夏季节,病情会呈持续状态。到了秋天,肺病会有起色。病在肾脏,到了春天就能痊愈,如果春天不愈,到长夏季节会加重,长夏季节如果不死,到秋天病情会呈持续状态。到了冬天,肾病会有起色。

4. 治疗的四季节律　人体经气随自然界四季的变化而变化。"春者,天气始开,地气始泄,冻解冰释,水行经通,故人气在脉。夏者,经满气溢,入孙络受血,皮肤充实。长夏者,经络皆盛,内溢肌中。秋者,天气始收,腠理闭塞,皮肤引急。冬者盖藏,血气在中,内著骨髓,通于五藏""春气在经脉,夏气在孙络,长夏气在肌肉,秋气在皮肤,冬气在骨髓中"。(《素问·四时刺逆从论》)

春季,天之阳气开始启动,地之阴气也开始发泄,冬天的冰冻融化消释,水道通行,所以人的气血也集中在经脉中流行。夏季,经脉中的气血充满而流溢于孙络,孙络也接受了气血,皮肤变得充实。长夏,经脉络脉中气血都旺盛,能充分润泽肌肉。秋季,天气开始收敛,腠理随之闭塞,皮肤收缩紧密。冬季主闭藏,气血收藏于内,聚集骨髓,内通五脏。春天的气血在经脉,夏天的气血在孙络,长夏天的气血在肌肉,秋天的气血在皮肤,冬天的气血在骨髓。

"春气在毛,夏气在皮肤,秋气在分肉,冬气在筋骨,刺此病者,各以其时为齐""刺肥人

者，以秋冬为齐，刺瘦人者，春夏为齐"。（《灵枢·终始》）

春天阳气在毫毛，夏天阳气在皮肤，秋天阳气在分肉，冬天阳气在筋骨。针刺不同季节的疾病，要以四季中阳气所在不同部位为准。刺肥胖的人，要用秋冬的刺法，深刺筋骨，刺消瘦的人，要用春夏的刺法，浅刺皮肤。

"春取络脉，夏取分腠，秋取气口，冬取经输，凡此四时，各以时为齐。"（《灵枢·寒热病》）

春天刺络脉，夏天刺分肉、腠理间，秋天取气口，冬天刺经脉。四季针刺方法，各以季节时令为取穴的标准。

"《经》言春刺井，夏刺荣，季夏刺俞，秋刺经，冬刺合者，何谓也？然，春刺井者，邪在肝；夏刺荣者，邪在心；季夏刺俞者，邪在脾；秋刺经者，邪在肺；冬刺合者，邪在肾。"（《难经·七十四难》）

春天刺井穴，夏天刺荣穴，长夏刺输穴，秋天刺经穴，冬天刺合穴。为什么呢？因为春天邪在肝，夏天邪在心，长夏邪在脾，秋天邪在肺，冬天邪在肾。

5. 养生的四季规律　"所以圣人春夏养阳，秋冬养阴，以从其根，故与万物沉浮于生长之门""春三月，此谓发陈，天地俱生，万物以荣。夜卧早起，广步于庭，被发缓形，以使志生，生而勿杀，予而勿夺，赏而勿罚，此春气之应，养生之道也，逆之则伤肝，夏为寒变，奉长者少。夏三月，此谓蕃秀，天地气交，万物华实。夜卧早起，无厌于日，使志无怒，使华英成秀，使气得泄，若所爱在外，此夏气之应，养长之道也。逆之则伤心，秋为痎疟，奉收者少，冬至重病。秋三月，此谓容平，天气以急，地气以明。早卧早起，与鸡俱兴，使志安宁，以缓秋刑，收敛神气，使秋气平，无外其志，使肺气清，此秋气之应，养收之道也，逆之则伤肺，冬为飧泄，奉藏者少。冬三月，此谓闭藏，水冰地坼，无扰乎阳。早卧晚起，必待日光，使志若伏若匿，若有私意，若已有得，去寒就温，无泄皮肤，使气亟夺，此冬气之应，养藏之道也。逆之则伤肾，春为痿厥，奉生者少"。（《素问·四气调神大论》）

所以圣人在春夏季节保养阳气，在秋冬季节保养阴气，顺从四时阴阳的根本规律，与万物一样，在生长收藏的生命过程中运动发展。春天 3 个月，是万物生发出新的时期，天地间一派生机勃勃，万物欣欣向荣。人们应当夜卧早起，披散头发，舒缓形体，在庭院中散步，以便使神志充满生气。对待事物当生的不要扼杀，当给予的不要剥夺，当赏的不要罚，这是顺应了春天生发特点的保养方法，违背了这个道理，就会伤肝，到了夏天，会发生寒病，这是春天生养的基础培养不足，供给夏季盛壮的物质也就匮乏了。夏天的 3 个月，是万物繁盛秀丽的时期。天地之气相交，万物开花结果，起居方面，人们应该晚睡早起，不要嫌白天太长，情志不要轻易激动而恼怒，神气要像草木华英一样充沛旺盛，阳气要宣泄畅达，好像有所爱在外，而不抑郁，这是顺应了夏天繁盛特点的保养方法，违背了这个道理，就会伤心，到了秋天，会发生疟疾，这是因为夏天不能达到鼎盛，供给秋天收敛的力量就会不足了。秋天的 3 个月，是万物容态平定的成熟时期。秋风劲疾，物色清明，肃杀将至。人们早睡早起，与鸡一起起来，使意志安逸宁静，以缓和秋季肃杀之气，应当收敛神气，使之与肃杀之气平调，意志不要外驰，从而使肺气清肃宁静，这是顺应了秋天收敛特点的保养方法，违背了这个道理，就会伤肺，到了冬天，会发生飧泄的病变，这是因为秋天收敛不够，供给冬天潜藏的力量不足了。冬天的3个月，是万物生机潜藏的时期，自然界水上结冰，地面冻裂，这时，人们不要扰动阳气，应当早卧晚起，等太阳升起后再起床，以避免寒气的侵袭，使自己的意志伏匿，好像有所得而不便宣扬一样，应当避寒保温，不要轻易使皮肤开泄出汗，使阳气藏而不泄，就是顺应冬天闭藏特点的保养方法，违背了这个道理，就会伤肾，到了春天，会发生痿痹厥逆的病变，这是因为冬天闭藏不够，供给春天生发的力量就不足。

"此人者质壮，以秋冬夺于所用，下气上争，不能复，精气溢下，邪气因从之而上也；气因于中，阳气衰，不能渗营其经络，阳气日损，阴气独在，故手足为之寒也。"（《素问·厥论》）

有些人自持体质强壮，在秋冬阳气偏衰的季节纵欲、过劳，使肾中精气损耗，又得不到水谷的补充，精气溢泄于下，邪气顺之而上行，体内阳气虚衰，不能化生水谷精气营养经络，以致阳气日益亏损，阴寒盛于内，所以手足寒冷。

三、结语

人类生活在自然界，是自然界的一部分。在太阳、月亮、地球等天体的相互作用下，自然界形成了年、月、日的变化节律。而人体也随之具有相同的节律，表现出四季、月份、昼夜的变化节律。人体的生理、病理、诊断、治疗各方面出现有节律的变化。而睡眠作为人体诸多生理活动的一部分，也与自然界的节律密切相关，这就是"天人相应"。如果不了解"天人相应"，违背了"天人相应"的道理，人体的生理功能就不能正常发挥，就会产生病理现象，从而引起疾病。睡眠也一样，如果顺应自然界的节律，在不同的季节，调整适当的入睡起床时间，就会获得满意的睡眠。

反之，就是引起睡眠障碍的原因之一。王翘楚以"天人相应"理论为指导，对豆科植物落花生枝叶、合欢树叶"昼开夜合"现象进行了临床和实验研究，证明豆科植物"昼开夜合"的花叶具有镇静安眠作用。后又从文献中发现有些非豆科植物如睡莲科的睡莲、酢浆草科的酢浆草，都有"昼开夜合"现象，也有治疗失眠的报道，提示非豆科植物，只要有"昼开夜合"现象，有些也具有镇静安眠作用。实践说明中医"天人相应"理论不仅对古代实践具有指导意义，而且对现代中医的临床和科研也具有重要的指导意义。

第二节　脑主神明与心主神明

近年来，中医对神志病的研究有了很大的进展。但是，作为中医神志病的基础理论，即"脑主神明"和"心主神明"之间的争论，还需要经过漫长的过程。有些主张"心主神明"

的学者认为，"心主神明"是中医的认识，"脑主神明"是西医的认识。"铁杆"的中医应该坚持心主神明。我们认为，中医自古以来，就在生活实践、解剖实践和临床实践中对脑有一定的认识。只是在古代哲学的影响下，形成了"心主神明"的认识。而在后世的临床过程中，对"五脏藏神"的认识运用得更加广泛。"脑主神明""心主神明""五脏藏神"，这三种认识以及由此积累的临床经验，都是我们的宝贵财富，应当继承发扬，而不应当单纯坚持"心主神明"。

一、古代医家对脑主神明的认识

一些学者说"脑主神明"是从西医学来的，究竟是古代中医没有人讲"脑主神明"的观点，还是中医研究方法不可能研究出"脑主神明"的结论，只有西医才能认识脑主神明呢？

中医自古以来就有人研究脑与神志的关系。数千年来，脑与五脏是什么关系，中医界颇多争议。

（一）《黄帝内经》时代对脑主神明的认识

"黄帝问曰：余闻方士，或以脑髓为藏，或以肠胃为藏，或以为府。敢问更相反，皆自谓是。不知其道，愿闻其说。岐伯对曰：脑、髓、骨、脉、胆、女子胞，此六者，地气之所生也，皆藏于阴而象于地，故藏而不写。名曰奇恒之府。夫胃、大肠、小肠、三焦、膀胱，此五者，天气之所生也。其气象天，故写而不藏。"（《素问·五藏别论》）

这是《素问·五藏别论》所记载的古代关于脑属脏还是属腑的讨论。但是讨论的焦点并不在于脑是否符合脏的定义。脏腑的定义是"五藏者，藏精气而不泻也""六府者，传化物而不藏"。而脑"藏于阴而象于地，故藏而不泻"，无疑是符合脏的定义的。但是讨论的结果却将脑归于腑。只是碍于脑不符合腑的定义，而称之为"奇恒之腑"。显然，这是勉为其难的结果。之所以会产生不合理的结论，其实从文章的标题《素问·五藏别论》就可以看出来。所谓"五藏别论"，是在讨论五脏以外的器官，这就是说在讨论之前就已经把脑预先设定为五脏之外的器官，从而排除在脏的范畴之外。这完全是由于当时五行学说与中医结合，形成以五脏系统为中心的脏象理论所造成的。从五行学说来看，不可能有第六个脏的。所以要把脑定性为脏，在理论上没有空间。尽管如此，在这种情况下，仍有方士坚持以脑为脏，不认同主流观点。方士的理由虽然"五藏别论"文中未讲，但仍可以在《黄帝内经》中找到有力的证据。

在《黄帝内经》中可以看到，古代医家对脑的解剖、生理、病理已经有所认识。如："人始生，先成精，精成而脑髓生。"（《灵枢·经脉》）这是对脑的形成进程的认识。"足太阳有通项入于脑者，正属目本。"（《灵枢·寒热病》）"谷入气满，淖泽注于骨，骨属屈伸，泄泽，补益脑髓，皮肤润泽，是谓液。"（《灵枢·决气》）"五谷之津液，和合而为膏者，内渗入于骨空，补益脑髓。"(《灵枢·五癃津液别》)"骨之属者,骨空之所以受益而益脑者也。"(《灵枢·卫气失常》)"胃气上注于肺;其悍气上冲头者,循咽,上走空窍,循眼系,入络脑,出顑,下客主人,循牙车,合阳明,并下人迎,此胃气别走于阳明者也。"(《灵枢·动输》)上述数条原文是对脑的生理的认识。"液脱者,骨属屈伸不利,色夭,脑髓消,胫酸,耳数鸣。"(《灵枢·决气》)"热病面青,脑痛,手足躁,取之筋间。"(《灵枢·热病》)"真头痛,头痛甚,脑尽痛,手足青至节,死不治。"(《灵枢·厥病》)"温疟者,得之冬中于风寒,气藏于骨髓之中,于春则阳气大发,邪气不能自出,因遇大暑,脑髓烁,肌肉消,腠理发泄,或有所用力,邪气与汗皆出。此病藏于肾,其气先从内出之于外也。"(《素问·疟论》)以上数条是对脑的病理的认识。

"五藏六府之精,皆上注于目而为之精。精之窠为眼,骨之精为瞳子,筋之精为黑眼,血之精为络,其窠气之精为白眼,肌肉之精为约束。裹撷筋骨血气之精,而与脉并为系,上属于脑,后出于项中。故邪中于项,因逢其身之虚,其入深,则随眼系以入于脑。入于脑则脑转,脑转则引目系急,目系急则目眩以转矣。邪其精,其精所中,不相比也,则精散。精散则视歧,视歧见两物。目者,五藏六府之精也,营卫魂魄之所常营也,神气之所生也。"(《灵枢·大惑论》)

原文中的"肌肉之精为约束。裹撷筋骨血气之精,而与脉并为系,上属于脑",这就是"目系以入脑",这是古人在解剖中观察到的眼的神经血管与脑相联的状态。通过"司外揣内"的方法,认为目眩是因为邪入于脑,脑转引起目系急造成的,说明用中医的方法,是可以认识到脑与神志的关系的。这是脑病的实证,出现头晕目眩等神志症状。

《灵枢·海论》:"脑为髓之海。""髓海不足,则脑转耳鸣,胫酸,眩冒,目无所见,懈怠安卧"。这是脑的虚证,出现头晕、嗜睡、耳鸣、视物不见等神志症状。

《灵枢·口问》:"上气不足,脑为之不满,耳为之苦鸣,目为之眩。"这说明脑病的实证和虚证都可出现眩晕,但是另一方面,《素问·至真要大论》又认为"诸风掉眩,皆属于肝"。这是因为肝在五行中属木,属风。这是由于脑未纳入五行系统形成的结果。脑病的症状被归因于肝病的症状。后世又衍化出肝主情志的理论。这也说明治肝其实是治脑。从这里可以看到,古代医家在实践中已经认识到脑与神志症状之间的联系,但是当中医与五行学说结合以后,妨碍了中医对脑与神志症状之间关系的进一步认识。"帝曰:人有病头痛以数岁不已,此安得? 名为何病? 岐伯曰:当有所犯大寒,内至骨髓,髓者以脑为主,脑逆,故令头痛,齿亦痛,病名曰厥逆。"(《素问·奇病论》)寒邪入脑,脑逆,会引起头痛。而现代也将头痛列为肝的症状。东汉许慎《说文解字》已有了"思"字,上脑下心组成。说明对于思维活动,古人已经认识到需要脑和心共同作用才能完成。当然,古人不可能理解心只不过提供血液,只有脑才能进行思考。

《素问·脉要精微论》:"头者,精明之府,头倾视深,精神将夺矣。"这里从五脏之强弱来说明头部很重要,是精气、神气之府。如果头部向前倾垂视物,不能抬起,其人眼睛凹陷没有神气，这是人的精神将要衰败的一种表现。实际上就是从临床角度强调头乃精神所藏之部位。如果此人精明之府生病了，则头倾视深，其表现即精神将衰败了。

《素问·刺禁》所言"刺中心，一日死""刺中肝，五日死""刺中肾，六日死""刺中肺，三日死""刺中脾，十日死""刺中胆，一日半死"。胆刺破了，胆汁流出来，成为腹膜炎致休克，肺刺破引起气胸，与现代认识相近，说明这些记载有实践基础。而值得注意的是，"刺头，中脑户，入脑立死"。刺入脑，远比刺中心死得快。这说明对于生命和知觉而言，也就是对神而言，脑比心更重要。古人在临床实践中直接观察到了这一点。现代人们才认识到脑死亡比心跳停止更重要，证明古人在实践中的认识是正确的。而古人在两千年前就发现了，这个贡献不应该被埋没。

《难经·四十七难》："头者，诸阳之会也。"因为同名的手足阳经在头面部交会，手足之阳经均走头面部。而神就是阳气中的重要成分。所以，头倾视深，反映出阳气衰败，精神将夺。针刺时，刺中脑，神志走泄，故死。更何况斩首后阳气全无，当然要死。这可能是最早期的有关针灸意外的记载。这是血的教训，宝贵的实践经验总结，是中医的宝贵财富。刺中五脏，均可使精神丧失乃至死亡，或许是五脏藏神的临床依据。"刺头，中脑户，入脑立死"与"头者，精明之府"互为佐证，这是从临床实践角度强调头脑乃精神之所藏的脏器。这说明脑与神志的关系远比心密切，这也是方士坚持己见的理由。即使在生活实践中，也能直观认识脑主神明的作用。从"入脑即死"的角度来看，可以想象，在打猎和战争中可以经常见到人和动物头部被利器击中，入脑即死的情况。更何况古代处死犯人，最常用的方法是斩首。

"头者，精明之府""头者，诸阳之会"，民间把领导人称为"头头""首脑"，这更像是一种常识。这也说明"脑主神明"的认识是古代通过直观观察也是能得到的。中医对脑的认识，远远早于西医对脑的认识。

（二）后世医家对脑主神明的认识

后世医家从其认识者，有汉代张仲景，张氏在《金匮玉函经》中提出"头身者，身之元首，人神所注"。隋代杨上善提出"头是心神所居"。唐代孙思邈在《备急千金要方》中进一步明确"头者，身之元首，人身之所法"的认识。

明代李时珍在《本草纲目》"辛夷"条中也提出"脑为元神之府"的论断。

继后，清代王清任在《医林改错》中更加明确地提出"灵机记性不在心而在脑"的突破性新观点。难怪王清任的《医林改错》一书在清末至民国期间曾被不少学者贬为"《医林改错》，越改越错"的莫名，且直至近几十年来，才逐步为部分中医界人士所承认。王清任的确是一位敢于实践，敢于正确继承前人理论和经验，又善于创新立说的学者，值得为我们效法。"人之记性，皆在脑中。小儿善忘者，脑未满也。老人健忘者，脑渐空也。凡见一形，必有一形留于脑中，人每记忆往事，必闭目上瞪而思索之，此即凝神于脑之意也"。（金正希《尚志堂文集》）"头者，人神所注，气血精明三百六十五络上归头，头者诸阳之会也，故头痛必宜审之，灸其穴不得乱，灸过多则伤神"。（《备急千金要方》）"耳目口鼻之所导入脑，必以脑先受其象，而觉之，而寄之，而存之也"。（王惠源《医学原始》）"视听明而清凉，香臭辨而温暖，此内受脑之气而外利九窍"。（张洁古）这些关于脑的认识，都可在实践中直接得到。方士和道家受老子思想影响，在养生实践中认识到脑主神明。"黄帝问曰，'余问方士，或以脑为藏……'"（《素问·五藏别论》）方士强调脑为脏，因为脏藏精气而不泻，腑传化物而不藏。他们认为"神明藏于脑"。（张锡纯《医学衷中参西录》）道家则进一步认为泥丸为百神之宗。《颅囟经》："元神在头曰泥丸，总众神也。"元神源自《老子》之"谷神"。宋代白玉蟾云："唯人头有九宫，中一宫名曰谷神。"强调"守之自真"的养生之道。

《太上灵枢神学内经》曰："天门自开，元神自现，顶窍开而窍窍开，元神居而神神听命。"《黄庭内景经》曰"泥丸九真皆有房，方圆一寸处此中""泥丸百节皆有神""脑神精根自泥丸""一面之神宗泥丸"。《琼室章》："琼室之中八素集，泥丸夫人当中立。"据考证，这里的"中"也是受到中央为大的思想影响的。陈撄宁《黄庭经讲义》解释说："泥丸一部，有四方四隅并中央，共九位，皆神之所寄。而当中方寸处，乃百神总会。"又云："琼室即脑室，八素即四隅之神，泥丸夫人，即脑室中央之神。"宋陈无择《三因方》曰："头者，诸阳之会，上丹产于泥丸宫，百神所聚。"

张锡纯说："夫丹经祖述黄帝，原与《内经》相表里，历代著作虽不一致而莫不以脑中为元神，心中为识神。""丹经"不是一本书，所以有"历代著作"之语，而是炼丹养生一类书。他又说："神明虽藏于脑，而用时实发露于心。""心与脑神明贯通而后可以成思"。"元神"原本乃道家概念，来自先天，"先天神，元神也"，是生命主宰，"元神者，即吾真心中之主宰也"。元神离去，生命即止。元神在脑，而非在心，"脑为元神之府"。"识神"原系佛教概念，指轮回学说中承受因果报应的精神实体，道家借来表示思虑、意识等，又作"思虑神"。识神基于元神产生，之后却又能干扰元神。道家养生，力排识神。"内炼丹道，以元神为用""用神用元神，不用思虑之神"。道家是在练功养生实践中，认识了"脑主神明"的功能。

二、古代医家对心主神明的认识

1983年广州有学者从临床角度强调了"心主神明"的认识，否定"脑主神明"。2003年3月28日，《中国中医药报》登载了北京陈士奎的文章，陈氏从中医古籍文献整理研究的角度，首先提出"脑主神明"认识。之后，前者认为"心藏神具体表现在心脏手术后常见患者的精神情志改变，是心脏分泌一种激素作用于脑的功能所致，说明心乃五脏之首，精神之所舍"的临床现象，从而否定脑主神明的提法。不少学者根据"心既主血脉，又主神明"的观点，从而提出"心脑同一"说，中医学的"心"就是西医的"脑"的功能，这两者是统一的。

（一）"心主神明"源自哲学

中医脏腑学说的形成来自4个方面，即生活观察、医疗实践、解剖实验、哲学。前三种与实践联系。在现存的甲骨文中，有关人体内脏的字形，只有一个"心"字。是否可以认为，古代在极粗简的解剖中，首先认识的内脏，只有心脏。活体的心脏跳动，死亡后心脏不跳，神志的存在与心脏的跳动有关，由此古代产生"心主神明"的认识。而"心主神明"更多的是哲学家的思考，并非源自医疗实践。

据有学者考证，先秦诸子早于《黄帝内经》就已形成此观点。《说文解字》："心，人心，土藏，在身之中，象形。"土为中央。孔颖达说："中央主心。"故有"中心"一词。《荀子》曰："心居中虚，以治五官，夫是之谓天君。"中央为君。《荀子》曰："心者形之君也，而神明之主也，出令而无所受令。"君主神明。秦汉以降的中国哲学家，大多继承了先秦关于心的观念，并多发挥，但心具有能知能思的特殊功能，即心主人的精神意识思维活动，为人之主宰的认识则是较为统一的。其主要的原因是心居人体中央，中央为君，君主神明，所以心主神明。

对于人身体的认识为什么与君主神明、主宰联系起来，与当时的社会动荡有关。春秋战国时代，百家争论的中心问题之一，是面对急剧变化的社会，如何重新治理天下，使之归于太平。《吕氏春秋》主张"君道立""天下必有天子，所以一也"。并以人体作比喻，说明君权的重要。"人之有形体四肢，其能使也，为其感而必知也，感而不知，则形体四肢不能使也矣。人臣亦然"。这种以人体与四肢的关系比喻君臣的论述方法，被医学引进，成为《素问·灵兰秘典论》这样以君臣论脏腑的著作，"心主神明"即出于此文。

如果不明白这一点，则对该文的理解有困难。《素问·灵兰秘典论》："黄帝问曰：愿闻十二藏之相使，贵贱何如？岐伯曰：悉乎哉问也！请遂言之。心者，君主之官也，神明出焉。肺者，相傅之官，治节出焉。肝者，将军之官，谋虑出焉。胆者，中正之官，决断出焉。膻中者，臣使之官，喜乐出焉。脾胃者，仓廪之官，五味出焉。大肠者，传道之官，变化出焉。小肠者，受盛之官，化物出焉。肾者，作强之官，伎巧出焉。三焦者，决渎之官，水道出焉。膀胱者，州都之官，津液藏焉，气化则能出矣。凡此十二官者，不得相失也。"

古人从粗简的解剖了解了人体内部的大体情况，五脏的相互位置，把五脏所处的位置与君臣关系进行联系。因为心居中央，所以为君主，沿着这个思路可知，脏腑的官职只与其在人体的部位有关。如肺位最高，故官职最高，为相傅。肝位次高，故官职次高，为将军。肾位最低，官职最低，是制作弓箭的小官。但是，官职的高低与脏腑功能的重要性高低无关。而且文中所讲的职能只与官职有关，与脏腑功能无关。如治节乃相傅之职能，而非肺功能。谋虑乃将军之职能，而非肝功能等。显然，相当部分与医疗实践脱离。如作为在《黄帝内经》第一篇的"上古天真论"中，对人的生长壮老最重要的肾，在这里只是制作弓箭的小官，放在最低的地位，仅仅是因为其在体内的位置最低。这种思维方法，其实也属于中医的固有思维,如"司外揣内""比物类象"等思维方法。但是,这是不符合中医临床实践的。后世医家在解释这些脏腑官职与生理功能的关系时,倍感困惑,只得望文生义,牵强附会。

直至今日,肺主治节,仍然没有症状、病机、治法、方药等一系列认识,后世医家要将官职的职能与脏腑功能联系起来,只能是徒劳。在中医发展的漫长岁月,这种脱离实践的观点,必定会被纠正。虽然人们对脑已经有不少认识,但在漫长的封建社会中,君权思想占统治地位,"心者君主之官,神明出焉"成为主流观点,又兼脑不能归入五行学说之中,这就使人们对脑的认识难以充分发展。哲学促进了中医理论的形成,但有时候又会阻碍中医理论的发展。有鉴于此,我们现在就不要再做妨碍中医脑病发展的事了。

(二)心主血脉源自实践中的观察

"食气入胃,散精于肝,淫气于筋。食气入胃,浊气归心,淫精于脉;脉气流经,经气归于肺;肺朝百脉,输精于皮毛;毛脉合精,行气于府;府精神明,留于四藏,气归于权衡;权衡以平,气口成寸,以决死生。饮入于胃,游溢精气,上输于脾;脾气散精,上归于肺;通调水道,下输膀胱;水精四布,五精并行,合于四时五藏阴阳,揆度以为常也"。(《素问·经脉别论》)

"中焦亦并胃中,出上焦之后,此所受气者,泌糟粕,蒸津液,化其精微,上注于肺脉,乃化而为血,以奉生身,莫贵于此,故独得行于经隧,命曰营气"。"营卫者,精气也;血者,神气也。故血之为气,异名同类焉"。(《灵枢·营卫生会》)

仔细阅读原文,可以看出这是通过解剖实践而得到的认识。"食气入胃,散精于肝",因为肝与胃有血管相联。"食气入胃,浊气归心,淫精于脉。脉气流经,经气归于肺,肺朝百脉,输精于皮毛。毛脉合精,行气于府。府精神明,留于四脏",胃与心有血管相联通,紫黯的静脉血回流至心脏,所以称作"浊气归心",心与肺有血管相联,静脉血由心脏输入肺脏,所以说"淫精于脉,脉气流经,经气归于肺",紫黯的静脉血在肺脏经过气体交换,成为鲜红色的动脉血,所以说"此所受气者,泌糟粕,化其精微,上注于肺脉,乃化而为血"。古人不认识紫黯的静脉血,只认识鲜红的动脉血,只有动脉血才能"以奉生身,莫贵于此,故独得行于经隧,命曰营气",所以说"肺朝百脉,输精于皮毛。毛脉合精,行气于府。府精神明,留于四藏,气归于权衡",肺中产生的血流向百脉,输出到皮肤和毛发,再从皮毛和血脉将血气行回于肺府,所以肺可以把精气神明留于心、肝、脾、肾四脏,气血归于循环而平衡。至于动脉血流到四脏,为什么是"府精神明,留于四藏",是因为古人认为"营卫者,精气也;血者,神气也",血中承载神气。古人观察到活体上血液流动,而尸体血液凝固紫黯,就认为流动的血液是有神的,就是有生命和知觉的。而心脏是推动血液流动的动力,也就认为心主神明。推而广之,肺中能产生血,心、肝、脾、肾四脏中都有血,那么五脏都能承载着神。这也就是心藏神、肺藏魄、肝藏魂、脾藏意、肾藏志的生理基础。

（三）《黄帝内经》中反映出"心主神明"与当时的临床实践并无联系

《素问·灵兰秘典论》在《太素》和《针灸甲乙经》中均无记载，"相傅之官""州都之官"，官名见于魏晋，所以该文是较后形成的。更早《灵枢·邪客》《灵枢·口问》都有"心者，五藏六府之大主，精神之所舍也"。而"心主神明"更早见于先秦诸子——思想家、哲学家、文学家。已经成为当时主流观点。说中医是文化，这是个例子。

然而，在《黄帝内经》中论及神志疾病的许多内容并没有与"心主神明"相联系。

《灵枢·癫狂》是论述癫狂病的专篇，对该病的症状进行了详尽的描述，但并没有用"心主神明"来加以论述。其他各篇论及此病的也没有用"心主神明"来加以论述，而是用其他说法加论述。"病甚则弃衣而走，登高而歌，或至不食数日，逾垣上屋，所上之处，皆非其素所能也，病反能者何也？岐伯曰：四支者，诸阳之本也。阳盛则四支实，实则能登高也。帝曰：其弃衣而走者，何也？岐伯曰：热盛于身，故弃衣欲走也。帝曰：其妄言骂詈，不避亲疏而歌者，何也？岐伯曰：阳盛则使人妄言骂詈，不避亲疏，而不欲食，不欲食，故妄走也"。（《素问·阳明脉解》）文中这种神志疾病并没有从"心主神明"来解释，而认为是阳明热盛，这也是《伤寒论》将神志症状归于承气汤证的来源。"阳气重上，有余于上，灸之则阳气入阴，入则瘖，石之则阳气虚，虚则狂"。（《素问·腹中论》）阳气虚也可以致狂，并没有提"心主神明"。"阳明之厥，则癫疾欲走呼，腹满不得卧，面赤而热"。（《素问·厥论》）

"帝曰：有病怒狂者，此病安生？岐伯曰：生于阳也。帝曰：阳何以使人狂？岐伯曰：阳气者，因暴折而难决，故善怒也，病名曰阳厥。帝曰：何以知之？岐伯曰：阳明者常动，巨阳、少阳不动，不动而动大疾，此其候也。帝曰：治之奈何？岐伯曰：夺其食即已。夫食入于阴，长气于阳，故夺其食即已。使之服以生铁洛为饮，夫生铁洛者，下气疾也"。（《素问·病能论》）这里讲病生于阳，并没有提及"心主神明"。"所谓甚则狂巅疾者，阳尽在上，而阴气从下，下虚上实，故狂巅疾也"。（《素问·脉解》）"所谓病至则欲登高而歌，弃衣而走者，阴阳复争，而外并于阳，故使之弃衣而走也"。（《素问·脉解》）都是从阳气方面论述。

"二阴二阳皆交至，病在肾，骂詈妄行，巅疾为狂"。（《素问·阴阳类论》）这里说狂病在肾，而非心。"肝热病者，小便先黄，腹痛多卧，身热。热争则狂言及惊，胁满痛，手足躁，不得安卧""心热病者，先不乐，数日乃热。热争则卒心痛，烦闷善呕，头痛面赤，无汗"。（《素问·刺热》）这里说肝热病有神志症状，而心热病并没有神志症状。另一方面，"心主神明"对于当时临床实践中遇到的与"心主神明"有矛盾的问题无法加以解释。如《素问·刺禁》所言："刺中心，一日死""刺头，中脑户，入脑立死"。刺入脑，远比刺中心死得快。这说明对于生命而言，脑比心更重要。古人在临床实践中直接观察到了这一点。既然心为君主之官，神明出焉，脑为奇恒之腑，为什么刺中心还不如刺中脑死得快呢？这是"心主神明"无法解释的。《素问·脉要精微论》："头者，精明之府，头倾视深，精神将夺矣。"说明头部很重要,是精气、神气之府。如果头部向前倾垂视物,不能抬起,其人眼睛凹陷没有神气,这是此人精明之府生病,人的精神将要衰败的一种表现。实际上就是从临床角度强调头乃精神之所藏的脏腑。对于这些,"心主神明"也无法进行解释。

（四）临床实践表明五脏整体主宰神志

《素问·灵兰秘典论》虽然提出了"心主神明",但同时含五脏藏神之意。《灵枢·本神》则明确提出了"五藏神"。即"肝藏血,血舍魂""心藏脉,脉舍神""肺藏气,气舍魄""肾藏精,精舍志""脾藏营,营舍意"。其实君主引领百官,并不代替百官。"心主神明"不取代"五脏藏神"。"心主神明"和"五脏藏神"都倡导五脏整体协调主宰神志。从临床病案可以发现古代名医对神、魂、魄、意、志所进行的治疗。

临床实践表明,某一精神症状的产生非常复杂,往往是多种神志活动异常的共同表现,难以用神、魂、魄、意、志进行分类归属,因而,定位于五脏中的哪一脏也便产生了巨大的困难。而且,临床上单纯用精神症状辨证常感到无证可辨,不得不借助躯体症状或舌脉作为辨证依据。但又常常有一些神志异常患者,单以某些精神症状为主,而躯体症状不很明显,若仅从舌脉着手也很勉强,至今也尚未形成一套完整的"精神症状脏腑辨证模式"。由于神、魂、魄、意、志相互包容,用五行生克制化关系难以阐释,心、肝、脾、肺、肾与神、魂、意、魄、志的一一对应关系在临床上更加难以应用,因此,再将"五脏藏神"理解为一个脏腑系统分管一种神志活动则是十分困难的,而把五脏看作一个整体,神志活动(主要指认识、思维、意志过程)看作一个密不可分的整体,理解为五脏整体协调配合而完成对人认识过程的主宰作用,则较为妥当。如果要单独从心来治疗,更是不可能的事情。

这些情况说明脑的功能十分复杂。主张"心主神明"者,力图将所有精神心理疾病最终归于心,在临床实践中是行不通的。临床上情志病多从肝主情志来治疗。老年人的脑病多从肾治疗。王氏主张"五脏皆有不寐,从肝论治",治疗失眠取得突破,创造了五脏整体主宰神志,而在某一疾病,突出某一脏的模式,灵活而且有效,更符合临床实践,比单提"心主神明"在实践上更有价值。

（五）两个心的启示

"心主神明"源自先秦哲学家,到了南宋,又一次被哲学家关注。朱熹《朱子语类》:"如肺肝五脏之心,却是实有一物。今学者所论操舍存亡之'心',则自是神明不测。故五脏之心受病,则可用药补之,这个'心'则非菖蒲、茯苓所可补也。"后一个被朱熹称作形而上之心的,其实是一个模糊的新概念。它被明初李梴在《医学入门》中称为在"血肉之心"之外的另一"神明之心",可粗略地看作就是脑(解剖概念)。

对两个心的认识的出现,反映出"心主神明"在临床实践的过程中所体现出的局限性。哲学家为什么要将"君主之官"的心一分为二呢?一国不容二君呀?当然是原来的提法有欠缺，有不足了。因为面对具有如此强大功能的脑，用一个"心"是难以包含的。哲学家看到这一点，就将"心"一分为二。一个是原来的"心"，一个是新概念的"心"。既然是新概念，就不能再与那个旧概念叫同一个名字"心"了，这会造成混乱的。否则就无法防止这个用"石菖蒲、茯苓"可补的"心"被当作肺肝五脏的心去"用药补之"。应该给这个新概念起名字叫"脑"（中医概念），因为它可粗略地看作就是脑（解剖概念）。

来自哲学的"心主神明"理论在实践中不断与来自临床的"脑主神明"理论发生冲突。这就是为什么到了明代李时珍要提出"脑为元神之府"的道理。李时珍明确提出"脑为元神之府"，把中医对"脑主神明"的认识确定下来了。这反映了中国古代哲学家和医家很早就注意到脑在整个生理和心理两大功能中起决定作用。这个进步是建立在两个"心"的治法不同的实践基础之上的，说明哲学的发展动力也是实践。

三、结语

从《黄帝内经》许多内容来看，古代中医已经在实践中认识到脑的生理、病理，对"脑主神明"也形成了一些看法，并不是只有西医才能认识"脑主神明"。古代医家对脑的认识的贡献是中医的财富，应当继承发扬。"心主神明"是哲学包括五行学说引入中医后形成的理论，对中医的理论和实践都有一定的贡献。但是，不能认为，中医只有心才能主神明。在《黄帝内经》中许多精神疾病并没有用"心主神明"来加以论述。后世许多医家采用"五藏神"的理论来指导临床实践。所以与"脑主神明""心主神明""五脏藏神"相联系的临床实践都是宝贵的经验财富，应当继承发扬。尤其是"脑主神明"，由于被五行学说所阻碍，不能充分发展，现在应当努力发扬光大。

近几年来，王翘楚等从以失眠为主症及其相关疾病的临床实践中，通过临床流行病学调查 4 955 例失眠患者，发现当今患失眠症者有 50%～70% 因精神心理因素（情志不悦、精神过劳、惊吓）诱发，多为肝郁阳亢、脑神受扰所致，故提出"脑主神明，肝主情志，心主血脉"的新观点。其治疗多以疏肝或平肝解郁活血安神之剂，且多见良效。提示治"肝"实际为治"脑"，即"脑"的生理病理功能紊乱了，则表现于"肝"（象）的症状，治"肝"有效，实际治"脑"有效。且以肝为中心而旁及他脏，如肝亢犯心则心悸不安，而心电图正常，则采用平肝活血安神之剂，亦见效较好。也能说明精神情志主宰在脑，表现于肝（象），并不在"心"，而心主要主血脉，包括脑的血供需要心血上达，如此脑的功能才能正常。从而提出"脑统五脏"的理论。

第三章
中医睡眠疾病临床新认识

1988年秋,王翘楚从肝炎恢复期门诊中诊治了一些失眠症患者,发现人群失眠症发病有发展趋势,而当时临床用药以西药安眠药为主,发生不少不良反应,且多来求治于中医药,从而设立失眠专科门诊。如按传统思路,以"心主神明"为指导,认为失眠主要由于心神不安、神不守舍所致。其辨证立法处方用药均以从心论治为中心,旁及肝、脾、肾,再分虚实,有邪与无邪等证,采用黄连阿胶汤、枣仁安神汤、半夏秫米汤、归脾丸、交泰丸等方药。王氏发现其临床辨证和上述方药常与当今失眠症临床特点不尽相符,其疗效也不够理想,从而认识到面对当今社会经济发展,市场竞争激烈和自然环境的变化,人类失眠症的发病因素和临床症状、证候特点必然与过去有所不同。再从长期来看,中西医界对失眠症的临床研究不够重视,认为失眠仅是一种症状,不是病,或常多诊断为神经衰弱,给予安眠药,或给予养心安神或补肾中药就可以了。如想要对当今失眠症的诊治水平有新的提高,就必须从社会发病因素、临床症状、证候特点和古今文献进行全面系统的研究。

1993—2001年上海中医药大学附属上海市中医医院失眠专科采用临床患者相关因素登记表的方法,先后调查3批共3 830例患者,通过边调查边研究,逐步发现当今失眠症发病因素复杂,体质因素是基础,多因情志不悦、精神过劳、惊吓等诱发,或因躯体疾病或其他精神疾病并发,还有环境因素、药物因素的干扰。再从临床患者表现出的症状、体征和证候特点来看,发现当今失眠症在临床上存在着"六多六少"现象,即精神亢奋者多,精神衰弱者少;气血旺盛者多,气血虚弱者少;无外邪感染者多,有外邪感染者少;中壮年人较多,老年人较少;因精神情志因素合并其他躯体疾病或精神疾病者多,单纯因体质因素先天不足,无其他疾病者少;中医辨证实证者多,虚证者少。从而使我们了解到当今失眠症患者有五大发病因素和"六多六少"的临床发病特点。

王氏认为,对于不寐,古籍文献记载多以心主神明为中心,涉及肝、脾、肾相关脏腑症候而立法处方用药,临床辨证常见因心不藏神,则神不守舍而致不寐,或因心神不安而致肝郁化火,或因心血不足,脾不统血或运化失司,则表现心脾二虚,或因心火过旺,肾水不足,而水不济火,则出现心肾不交,但历代文献尚未见记载因心神不安而波及肺的证候表现,也无这一方面基本方药。王氏从临床实践中发现常因感冒热退后,未能很好休息或因情志不悦而致呛咳无痰,数月不愈,并夜难入眠,或早醒,烦热阵作,临床表现既有外感余邪未清,又有肝郁阳亢化火,反侮其肺金,致肺失清肃,则呛咳不已,经久不愈。这时服宣肺清热或滋阴润肺之剂常不见效。根据上述病因病机分析,常采用平肝解郁、活血安神兼清余邪之剂,多收良效。故在临床辨证中提出"五脏皆有不寐"的新观点,并形成以肝为中心而波及其他脏腑引起不寐的病因病机和五脏不寐证候分型论治方案。如肝病(肝炎、肝硬化)患者在发病之后,由于情志不悦而并不寐者多见,则按肝病不寐论治;胃病(慢性胃炎、胃溃疡、十二指肠球炎等)患者,常因"胃不和则卧不安"或"寐不安则胃不和",则按胃病不寐论治;脾虚(慢性肠炎、肠易激综合征等慢性腹泻)患者,常因腹泻早醒,或早醒腹泻,互为因果,则按脾虚不寐论治;心病(冠心病、心肌炎、心律不齐)患者,常因情志不悦或精神过劳,或感冒后复发胸闷、心慌、心悸、早搏、心动过速等,并严重失眠,则按心病不寐论治;肾虚(女性尿道综合征、更年期综合征)患者,腰酸乏力,尿频,尿急,或失控,尿常规阴性,或于绝经前后出现时烘热、自汗、心烦易怒,面色少华,眶下灰暗色斑,常并严重失眠者,则按肾病不寐论治;肺病(燥咳)患者,常因感冒后未能适当休息和治疗,再加情志不悦或精神过劳,而致呛咳阵作,并严重失眠,缠绵数月不愈,则按肺病不寐论治。其基本方均以平肝、疏肝、清肝或养肝为主药,再按不同脏腑疾病兼证加减应用,从而收到较好疗效。辨证明确、立法清晰、方法简便、重复性好,有利于规范和学习推广应用。

在长期的临床实践中,王氏不断总结经验,在实践的基础上进行理论的提升,创立了失眠症的诊疗新理论和新方法。提出了失眠"从肝论治"的新思路、新见解,不仅丰富了中医临床医学内容,而且体现出敢于创新的时代精神。从国外对失眠症研究的进展来看,近十几年来,国外对睡眠疾病基础理论的研究正在兴起,药学研究还停留在筛选寻找化学药品,而临床研究除对相关的睡眠呼吸暂停综合征研究进展较多,以及失眠症的定义、诊断和量表的制定外,其他内容较少。针对上述这些临床现象和特点,以及国外对失眠症研究的新进展、新趋势,我们必须扬长补短,认真研究中医理论对临床诊治失眠症的指导作用,同时吸取国外研究新成果,补我之不足,争取在继承前人临床理论和经验的基础上,有所新的认识、新的发现、新的提高。

第四章
中医睡眠疾病的辨治思路与原则

中医学经过长期的临床实践,认为人体是一个有机的整体,全身各个组成部分都互相关联,互相影响,这些关联和影响从临床表现、病理变化、治疗效果等各方面反映出来,经过观察、总结找出规律,形成理论,反过来又指导临床实践。所以,我们在治疗睡眠疾病的临床实践中,亦要突出整体观念,重点调整机体的阴阳平衡,进行辨证论治,以期达到满意的疗效。《素问·遗篇·刺法论》说:"正气存内,邪不可干。"增强体质是提高正气抗邪能力的关键。增强体质要注意调摄精神、锻炼身体、饮食起居和避免过度劳逸、适当药物预防等方面。所以,我们在治疗睡眠疾病的临床实践中,亦须注意预防调护、未病先防、扶正祛邪、标本兼顾。

一、整体观念

整体观念就是统一性和完整性。中医学十分重视人体本身的统一性、完整性以及与自然界的相互关系,它认为人体是一个有机整体,组成人体的各个部分之间,在结构上是不可分割的,在功能上是相互协调、相互为用的,在病理上是相互影响的。同时也认识到人体与自然环境之间存在密切关系,人类在长期适应自然和改造自然的过程中,维持着机体的正常生命活动。这种内外环境的统一性,机体自身整体性的思想,称为整体观念。整体观念是古代唯物论和辩证法思想在中医学中的体现,它贯穿了中医生理、病理、诊法、辨证、治疗等各个方面。

人体是有机的整体。人体是由若干脏器、组织和器官所组成。各个脏器、组织或器官都有各自不同的功能,这些不同的功能又都是整体功能的一个组成部分,决定了机体的整体统一性。因而在生理上相互联系以维持其生理活动的协调平衡,在病理上则相互影响。机体整体统一性的构成,是通过以五脏为中心,配以六腑,经络系统"内属于腑脏,外络于肢节"的作用而实现的。五脏代表着人体的五个系统,人体所有器官都包括在这五个系统之中。人体以五脏为中心,通过经络系统,把六腑、五体、五官、九窍、四肢百骸等全身组织器官联系成有机的整体,并通过精、气、血、津液的作用,来完成机体统一的功能活动。这种五脏一体观反映出人体内部器官是相互关联的一个统一的整体,而不是各自孤立的。

人与自然界的统一性。人类生活在自然界中,自然界存在着人类赖以生存的各种必要条件。同时,自然界的变化又可以直接或间接地影响人体。机体相应地产生反应:属于生理范围以内的,即是生理的适应性;超越了生理范围的,即是病理性反应。故曰"人与天地相应也"(《灵枢·邪客》),"人与天地相参也,与日月相应也"(《灵枢·岁露》)。

整体观念,就是在神志病的诊治过程中要做到整体论治,把人体各部脏腑组织器官看成一个整体,把局部病变看成机体整体病理反应的一部分。因而,在治则上、立法选方时,既要看到局部,又要重视整体,通过调节整体以促使局部病变的恢复,从而使阴阳达到相对的平衡。整体论治不仅把人视为一个整体,还把人与自然界看作一个整体,在治疗过程中,必须根据病变的轻重缓急以及病变个体和时间、地点的不同而治有先后。在立法、选方、用药中又要因人、因时、因地制宜,才能获得良效。

人体正常生理活动是阴阳保持相对平衡的结果。而阴阳失去平衡,则是反映机体病理状态的共同特征。所以,整体论治的目的是使失去平衡的阴阳重新恢复和建立起来,从而达到新的阴阳相对平衡状态。《素问·至真要大论》的"谨察阴阳所在而调之"是治疗一切疾病、立法选方、遣药的总原则;"以平为期"则是治疗的目的。

平调阴阳作为治疗原则,是去其有余、补其不足。所谓去其有余,就是调整阴阳的偏胜。在治疗上有温、清、利、下之不同。补其不足,就是补阴阳之偏衰。故治疗上也有温补、清补的区别。总之,要细致认真地观察阴阳的偏胜或偏衰的性质与程度,或正治,或反治,或补,或泻,要根据临床上疾病所表现的征象,辨明病变的本质和具体情况,从而采用最佳治疗手段。

二、辨证论治

辨证论治,作为中医学的基本特点之一,是中医认识疾病和治疗疾病的基本原则,也是中医学对疾病的一种特殊的研究和处理方法。证,是对机体在疾病发展过程中某一阶段的病理概括。由于它包括了病变的部位、原因、性质,以及邪正关系,反映出疾病发展过程中某一阶段的病理变化的本质,因而它比症状更深刻、更全面、更正确地揭示了疾病的本质。

中医认识和治疗疾病,是既辨病又辨证的过程。辨证首先着眼于证的分辨,然后才能正确地施治。例如感冒,见发热、恶寒、头身疼痛等症状,病位在表,但由于致病因素和机体反应性的不同,又常表现为风寒感冒和风热感冒两种不同的证。只有辨清感冒所表现的"证"是属于风寒证还是属于风热证,才能确定相应的治法,或辛温解表,或辛凉解表。由此可见,辨证论治既区别于见痰治痰、见血治血、见热退热、头痛医头、脚痛医脚的局部对症疗法,又区别于不分主次、不分阶段、一方一药对一病的治病方法。

辨证论治作为指导临床诊治疾病的基本法则,能辩证地看待病和证的关系,一种病可以包括几种不同的证,不同的病在其发展过程中又可以出现同一种证,因此在临床治疗时,在辨证论治的原则指导下,可以采取"同病异治"或"异病同治"的方法来处理。所谓"同病异治",是指同一种疾病,由于发病的时间、地区以及患者机体的反应性不同,或所处发展阶段的不同,而表现出不同的证,因而治法也不一样。还以感冒为例,由于发病的季节不同,治法也随之不同。暑季感冒,由于感受暑湿邪气,故在治疗时常须用一些芳香化浊药物以祛暑湿。这与其他季节的感冒治法就不一样。再如麻疹因病变发展阶段不同而治疗方法各异,初起麻疹未透,宜发表透疹;中期肺热明显,常需清肺;而后期余热未尽,肺胃阴伤,则又需以养阴清热为主。不同的疾病,在其发展过程中,由于出现了相同的病机而采用同一治疗方法,这就是"异病同治"。比如,久痢脱肛与子宫下垂是不同的病,但如果均表现为中气下陷证,就可同用升提中气的方法治疗。由此可见,中医治病不是着眼于"病"的异同,而是主要着眼于病机的区别。相同的病机,可用基本相同的治法;而不同的病机,就必须用不同治法。所谓"证同治亦同,证异治亦异",实质上是由于"证"的概念中包含着病机在内的缘故。这种针对疾病发展过程中不同质的矛盾用不同的方法解决的法则,就是中医辨证论治的精神实质。

三、标本兼顾

"急则治其标,缓则治其本"是中医治疗学的一个重要治疗原则。任何疾病在发生、发展及病理变化过程中,均有标、本、缓、急之分。具体掌握和运用情况常分以下几种:一是就表里的缓急而言,一般宜先表后里,但当里急者,又当急救里,恰如《金匮要略》所说:"病有急当救里救表者,何谓也?师曰:医下之,续后下利清谷不止,身体疼痛者,急当救里,后身疼痛、清便自调者,急当救表也。"二则就病证先后缓急而言,一般宜先治疗新病,后治疗宿疾。例如,痰迷心窍的癫病患者,复兼感冒重症,则当先治感冒,再治癫病。如《金匮要略》所说:"夫病痼疾,加以卒病,当先治其卒病,后乃治其痼疾也。"三则就病情缓急而定标本先后。例如,中暑一证,出现猝然昏倒,不省人事,身热肢厥,则宜针刺予通关开窍之法以治其标,使其神志苏醒,然后再清暑养阴以治其本。由此可见,急则治其标,多为权宜之计,缓则治其本,则是治疗的根本。在通常情况下,往往标本兼顾,某些疾病如果只治标而不治本,虽可一时缓解一些临床症状,但因病机不能根本去除,则将难获痊愈。所以,治疗上必须作出正确的诊断,治以求本,注意标本缓急兼顾,这是治疗的原则。

另外,这里还要提及,"治病必求于本"也是中医治疗疾病的重要法则之一,此处谈到的"标""本"的含义,指症状与病因来说,症状为标,病因为本,两者的关系是标根于本,本决于标。因此,只要抓住疾病的本质,解除疾病的原因,标也就迎刃而解。例如,头痛可由外感、血虚、痰湿、瘀血、肝阳上亢等多种原因引起,治疗时就不能简单地采取单纯止痛的方法解除症状,而应该结合兼症、舌象、脉象等综合分析,找出引起头痛的根本原因,从而针对不同的原因,分别采取解表、养血、燥湿化痰、活血化瘀、平肝潜阳等不同治疗方法,才能获得满意疗效,否则就不能达到痊愈的目的。所以,"治病求本"是中医治疗疾病的根本原则。

标本兼顾是指标病与本病并重时,则应标本兼治。如临床表现有身热、腹硬满痛、大便燥结、口干渴、舌燥苔焦黄等,此属邪热里结为本,阴液受伤为标,标本俱急,治当标本兼顾,可以增液承气汤治之。泻下与滋阴同用,泻其实热可以存阴,滋阴润燥又有利于通下,标本同治可收相辅相成之功。又如虚人感冒,素体气虚兼反复外感,治宜益气解表,益气为治本,解表是治标。又如表证未解,里证又现,则应表里双解,亦属标本同治。

四、调护预防

俗话说"三分治疗,七分调养"。中医治疗疾病,十分重视调养护理,如果能把治疗与调养护理密切地结合在一起,对于准确的辨证、恰当的治疗极为有益。《内经》中已有关于精神、饮食、起居、服药护理的记载。因此首先要明确医、护、患之间的特殊职业关系。在治疗中要信任患者、尊敬患者、了解患者、倾听患者、真心帮助患者,解决患者的焦虑情绪。预防调护同样要以辨证论治为指导,随证改变具体调护方法,与治则相衔接。同时,在药物治疗过程中,可配合针灸、推拿、拔火罐等其他调养护理的方法,以显著增强治疗效果。

《素问·四气调神大论》说:"不治已病治未病,不治已乱治未乱……夫病已成而后药之,乱已成而后治之,譬犹渴而穿井,斗而铸锥,不亦晚乎!"古人早就提出了"治未病"原则,强调防患于未然,对以预防为主的原则进行了精辟的阐述。唐代孙思邈在《备急千金要方》中亦指出:"每日必须调气补泻,按摩导引为佳,勿以康健便为常然,常需安不忘危,预防诸病也。"《理虚元鉴》还针对虚劳的预防,提出情志方面的"六节",顺四时避邪气的"七防"等。所以,预防郁病、癫病、狂病等疾病的发生,对减少患者及家属的痛苦,控制疾病的发生与发展有着重要的意义。

同时,还应注意以下几点:一是调养精神,积极锻炼身体;二是节饮食,适劳逸;三是保持心情舒畅,在神志病的预防中,调情志、避免七情内伤尤为重要;四是适应四时气候变化,尽量避免外邪侵袭;五是注意保肾精,节房事。

五、常用治法

中医对睡眠疾病的认识和治疗,可以追溯到《五十二病方》,书中载有"癫病"。《内经》不但奠定了中医对神志病认识的理论基础,而且对癫、狂、痫、厥、失眠、嗜睡、昏迷(暴不知人)、眩晕、头痛等进行了详细深刻的研究,并创立了内容相当丰富的针刺、艾灸、放血、精神暗示、心理调节等治疗手段。就方药而言,《内经》虽载 13 方,但其中治痹 3 方,治狂 1 方,治失眠 1 方。时至今日,中医对神志类顽病、怪病的治疗有了突出的成就并积累了丰富的治疗经验。

(一)治风法

治风法指疏散外风或平熄内风以治疗风病的方法。风病的范围广泛,病情十分复杂,可概括为外风和内风两大类。外风指六淫风邪犯于肌表、经络、筋肉、骨节、内脏而致的头痛、肌肤疮痒、肢体麻木、筋骨拘挛、抽搐、屈伸不利、震颤、口眼歪斜、甚或角弓反张等。内风指因肝肾亏虚、热极灼伤筋脉、阴血亏损而致的眩晕、耳鸣、晕仆、抽搐、震颤、惊厥、口眼歪斜、半身不遂、肢体强直等。常用的治风方法有:① 疏散外风;② 养血疏风;③ 凉肝熄风;④ 滋阴熄风;⑤ 养血熄风;⑥ 补脾熄风解痉。

(二)清热法

清热法是指用寒凉之药治疗里热证的方法。本法在具体运用中要结合临床辨其实热、虚热及何脏、何经之热。分为以下:① 辛寒清热;② 清营泻热;③ 祛暑清热;④ 清热解毒;⑤ 清泻肝火;⑥ 养阴清热。

(三)祛痰法

祛痰法是运用祛除或清解痰浊的药物,以祛除脏腑、经络、筋膜、脑髓中的痰浊的方法。痰浊可因脾失健运引起,也可因肝郁气滞,气不行津而致;还可因火热炼液为痰。痰浊致病广泛,故有"百病多由痰作祟"之说;痰浊致病以神经、神志病的症状为多见,属疑难病。其症多离奇古怪,故又有"怪病多痰"之说。故本法为治疗神经、神志病的常用之法。① 健脾燥湿化痰;② 清热化痰;③ 行气化痰;④ 化痰熄风;⑤ 化痰祛瘀。

(四)祛湿法

祛湿法是通过辛燥、淡渗、温化等手段以祛除湿浊的方法。湿浊虽有内湿、外湿之不同,但二者皆可阻闭心窍,蒙蔽神明;或伤及筋脉肌肉,而致肢体麻木、拘挛、萎废、运动失灵等。① 祛风除湿;② 温化寒湿;③ 清热燥湿。

(五)理气法

理气法是通过调理气机的升降出入运动而使气机恢复正常运行的治疗方法。气机失常,可变生百病,故《素问·举痛论》有"百病皆生于气"之说。在神志病中,气病以气滞、气郁、气结、气闭、气脱为多见。理气法仅针对气机不畅而设。① 疏肝理气;② 温阳理气;

③ 理气导痰。

（六）通腑法

通腑法，指通导肠道、荡涤实热的治疗方法。常用于邪热内结于胃肠，与肠中糟粕互结成燥屎，腑气不通，浊气上熏之证。

（七）活血法

活血法，又称化瘀法，指能促进血液循行，消散瘀血的方法。影响血行的因素颇多，如气虚、气滞、血热、血寒、外伤、内脏出血等均可致血行瘀阻之病症。就神志病而言，瘀血多发生于脑、心、肝、子宫及筋肉等处。

（八）安神法

安神法是指运用重镇药物和养神药物治疗心神不宁，神识轻度障碍等疾病的治疗方法。治疗神病有偏于补和偏于泻两种治疗思路，因精、气、血、津液失养而致神衰者偏用补法，因火热、痰浊、瘀血、虫毒等犯扰而昏乱者偏用泻法。① 重镇安神；② 养心安神；③ 疏肝安神；④ 化瘀安神。

（九）开窍法

开窍法是针对邪气闭塞、脑窍不通，以神昏为主症的治法。此法针对痰浊、火热或阴寒阻闭心神脑窍，致使神识不清或异常的病证。① 清心开窍；② 豁痰开窍；③ 温通开窍。

（十）涌吐法

涌吐法指使用具有催吐作用的药物，以祛除痰涎、宿食、毒物的治疗方法。在神志病治疗中，本法适宜于癫痫、狂证。对顽固性痫病，可用缓吐之法，祛其顽痰、老痰。

（十一）杀虫法

杀虫法是指运用化痰活血，杀虫解毒的药物治疗脑内寄生虫或其毒素所致脑病的方法。

（十二）补益法

补益法是指运用补益药物滋补人体精、气、血、津液、阴、阳的方法。此法广泛地应用于神志病的慢性阶段。凡在出现神志病常见症状的同时，兼有气虚、血虚、精亏、津液不足、阴虚、阳虚证时，均可结合具体情况，而选用下述相应补益方法。

1. 补气　补气法是指运用甘温滋补的药物以补益脏腑之气，促进脏腑功能的方法。

此法适用于气虚证,以倦怠乏力、少气、懒言、头晕、多汗、脉虚无力等为特点者。

2. 补血　补血法指运用甘润药物滋补营血的治疗方法。此法适应证的共同特点为因血液不足,机体失于充养所致的面色萎黄、苍白、唇舌甲色淡、脉虚而细等。

3. 滋阴　滋阴法指运用甘寒养阴之品滋养阴液,以治疗阴虚证的方法。此法适应证的共同特点为五心烦热,面部烘热,午后潮热,骨蒸劳热,盗汗,舌红少苔而干,脉细数。

4. 益肾精　益肾精法指用阴柔滋阴或血肉有情之品填补肾精的治疗方法。此法用于肾精亏虚之证。肾藏精生髓,既可充养脑髓、脊髓、骨髓,又能滋养元神。所以肾精亏虚,脑髓失充,元神失养所致神志病宜用本法。

5. 补阳　补阳法指运用温补之药补益脏腑阳气,以增强脏腑功能的治疗方法。本法适用于阳虚证。此证的共同特点为畏寒肢冷、肌肤不温、口淡不渴、小便清长,舌色淡白、脉微或沉迟无力等。

(十三) 头针治疗

头针是在头部特定的刺激区运用针刺治疗疾病的一种方法。它是在继承针灸学理论及针刺治病经验的基础上,结合西医学神经生理、解剖等知识,由发明人焦顺发教授通过多年反复研究及临床验证设定了 18 个刺激区。其中精神情感控制区、制狂区在郁证、癫证、狂证、脏躁、悲证、恐证等诸多神志病的治疗中发挥着重要的作用。由于精神情感控制区、制狂区相对应的大脑皮质为额叶及小脑,而额叶前部与情感活动、抽象思维等紧密关联,因而临床运用头针刺激这些区域往往会取得不可思议的、甚至神奇的疗效。

(十四) 经络氧疗

经络氧疗法是中国科学院生物物理研究所祝总骧教授在中医针灸基础上发展起来的,广泛用于治疗临床各种疾病。此法是通过针刺经络和吸氧共同调节机体功能活动的治疗方法。经络氧疗法可以使经络更为活跃,更好地运行气血,调和阴阳,更好地调控全身各组织器官的功能,促进血液循环,增强新陈代谢,提高机体抗御病邪的能力,具有促进大脑代谢活动的作用,尤其对郁证、烦躁症、不寐等神志病颇有良效。

(十五) 穴位贴敷

在辨证取穴、辨证论治的前提下选取相应穴位,于其上敷用琥珀粉、酸枣仁、珍珠母、黄连等不同中药,临床治疗睡眠疾病多获验效。

各 论

第一章
中医睡眠疾病

第一节　不　寐

一、概述

　　不寐，相当于西医的失眠症，是指以频繁而持续的入睡困难和(或)睡眠维持困难并导致睡眠感不满意为特征的睡眠障碍。其病因多为情志所伤、饮食不节、劳逸失调、久病体虚等因素引起脏腑功能紊乱，气血失和，阴阳失调，阳不入阴而发病。主要表现为睡眠时间、深度的不足，轻者入睡困难，或寐而不酣，时寐时醒，或醒后不能再寐，重者彻夜不寐，可伴随记忆力、注意力的下降，常影响人们的正常工作、学习、日常生活和健康。

二、历史沿革

　　不寐在医学文献中最早见于《难经》。《难经·四十六难》中曰："老人卧而不寐，少壮寐而不寤者，何也……老人气血衰……故昼日不能精，夜不得寐也。"认为气血不足导致不能入睡。

　　不寐在《内经》也被称为"不得卧""卧不安""目不瞑"。认为是"卫气不得入于阴，常留于阳，留于阳则阳气满，阳气满则阳跷盛，不得入于阴则阴气虚，故目不瞑矣"。《素问·逆调论》亦记载有"胃不和则卧不安"。

　　东汉张仲景的《伤寒论》关于不寐此类病证病因病机的认识，大体上有三类：一是气血阴阳失调，二是热邪滋扰，三是胃腑失和。他直接以脏腑阴阳气血的失调论不得眠，而其中尤以心为病机中心，主要症状通常可见烦躁。

　　宋代沿用了以心论治的辨证思想，《太平圣惠方》阐述了胆虚不寐的病机，并认为其与心相关。《太平惠民和剂局方》中提出了不寐证的病机特点在于虚、风、痰、热及与心相关。宋代中期起，诸位医家开始重视起肝、脾、肾对睡眠的作用，辨证论治转为肝、脾、肾并重，许叔微在《普济本事方》中明确提出"人卧魂归于肝，神静而得寐"，强调了肝魂在不寐发生中的重要作用。

明代以来对不寐病因病机的认识多元化，综合情志因素、阴阳理论、脏腑气血理论、体质因素等全面发展了不寐的相关理论。李中梓结合自己的临床经验对不寐证的病因及治疗提出了见解，认为不寐可能包括气虚、阴虚、痰滞、水停、胃不和五种病因病机。李时珍提出了"脑为元神之府"，为中医情志病的治疗提供了理论依据，但当时仍未将其应用于辨证施治当中。

西医学的失眠症、更年期综合征、神经症，以及某些以不寐为主要临床表现的慢性疾病，皆可参考本节内容辨证论治。

三、目前流行病学状况

近年来，我国经常失眠人群大幅增长，2018 年经常失眠人群占比 24.9％，到 2019 年，这一比例上升到 36.1％，增幅 45.0％。其中，以"90 后"最为显著。

2020 年，有机构借助大数据对国人的睡眠情况做了研究。报告显示，国人的平均睡眠时长为 6.92 h，女性睡眠时长优于男性，年长者时长优于年轻者，三四线城市居民时长优于一二线城市者。越来越多的人发现即使睡眠时长相对较长，但醒后仍有劳累感，白日工作学习时精力不足，报告显示拥有深睡眠的人仅占总数的 28％。统计结果还表明，随着城市化进程加快，睡眠节律也发生了变化，其表现为：昼夜节律紊乱、生物钟被打乱、时间界限模糊化。

四、病因病机

人的睡眠，由心神控制，而阴阳、营卫等生理机制的正常运作是保证心神调节寤寐的基础。每因情志失常、劳倦、忧虑过度、久病、年老体弱、饮食不节等因素，致使心神不安、阳不入阴而不寐。

（一）病因

1. **情志失常**　经大量临床观察后发现，由精神情志因素而诱发不寐的患者占发病总数的 71.74％以上，其中，中年患者发病率最高。中年人承受各方面压力较多，如家庭琐事、工作压力，情绪波动更加明显，又因肝主情志，情志过极易使肝气郁而化火，肝不藏魂，易出现不寐等情志类病证。

2. **饮食不节**　饮食不规律或是喜食肥甘厚腻，宿食停滞，脾胃运化失职，易生痰湿，蕴而化热，致使胃气失和，而不得安卧。《素问·逆调论》云："胃不和则卧不安。"此外，饮用茶、咖啡等富含咖啡因的饮品也是导致不寐的重要影响因素。

3. **劳逸失调**　若过劳则耗气伤血，过逸少动亦使脾气虚弱，失于运化，气血生化不足，不能濡养于心，以致心神失养而失眠。也可因思虑过重，耗伤心脾，阴血暗耗，神不守舍，心神不安。《景岳全书·不寐》有言："劳倦、思虑太过者，必致血液耗亡，神魂无主，所以不眠。"此外，房劳亦是过劳，若素体阴虚，兼因房劳过度，肾阴耗伤，阴衰于下，不能上奉于心，水火不济，心火独亢，火盛神动，心肾失交而神志不宁。如《景岳全书·不寐》所说："真阴精血不足，阴阳不交，而神有不安其室耳。"

4. 久病体虚　久病体虚或者年迈血少，都会引起心血不足。心失所养，心神不安致不寐，如《景岳全书·不寐》中说："无邪而不寐者，必营气不足也，营主血，血虚则无以养心，心虚则神不守舍"。年迈体虚，亦可因阴阳亏虚而致不寐，故《秘传证治要诀及类方》中有"病后虚弱，及年高人阳衰不寐"之说。

5. 其他因素　体质上肝木偏旺的人容易失眠，是发病的先天基础。睡眠环境的改变也可能导致失眠，如出差、"三班制"工作、居住条件差、噪声干扰等。另外，现代的某些药物激素、抗生素、抗精神病药物也会导致失眠。

（二）病机

阴阳失调是不寐的重要病机。《素问·金匮真言论》云："阴中有阴，阳中有阳。平旦至日中，天之阳，阳中之阳也；日中至黄昏，天之阳，阳中之阴也；合夜至鸡鸣，天之阴，阴中之阴也；鸡鸣至平旦，天之阴，阴中之阳也，故人亦应之。"人体的阴阳消长应当适应大自然的阴阳消长规律，入夜阳气潜伏于内，若阳气不能入阴，则目不瞑。

五、类证鉴别

1. 不寐与其他睡眠时间缩短　不寐应与一时性失眠、生理性少寐、其他疾病痛苦引起的失眠相鉴别。不寐是以单纯性的失眠为症状，表现为持续的、严重的睡眠困难。若因一时性情志影响或生活环境改变引起的暂时性失眠不属病态。至于老年人少寐早醒，亦多属于生理状态。若因其他疾病引起失眠者，则应以祛除有关病因为主。

2. 不寐与百合病　百合病亦有欲卧不能卧之症，但以精神恍惚不定及口苦、尿黄、脉微为主要特点，多由热病之后，余热未尽所致，其伴随症状亦有差异，易于鉴别。

六、辨证论治

（一）辨证要点

不寐的病位，古籍文献记载多以心为中心，认为"心主神明"，涉及肝、脾、肾等相关脏腑证候而立法、处方、用药。临床辨证常见心不藏神、心肾不交而致不寐，或因肝郁化火，或心脾两虚等。经长期临床观察，提出了"脑主神明""五脏皆有不寐""从肝论治"的辨证论治新思路。

（二）治疗原则

治疗当以补虚泻实，调整脏腑阴阳为原则。实证泻其有余，虚证补其不足。在此基础上安神定志，达到治疗失眠症的目的。

（三）辨证分型及治疗

1. 肝阳上亢证

【证候】 夜寐早醒，头晕胀痛，耳鸣，脑响，面红，口干，大便干结，舌暗红或红绛，苔黄，脉弦。

【治法】 平肝潜阳，活血安神。

【方药】 天麻钩藤汤加减。

若便秘溲赤加牛膝、大黄、淡竹叶引火下行；若脑响耳鸣严重则加蝉蜕、桑椹等。

2. 肝郁化火证

【证候】 心烦难寐，急躁易怒，面时升火，口舌生疮，大便干结，或手抖，周身肌肉跳动，或走窜跳痛，或腿脚多动不安，舌红，苔黄，脉弦细或弦数。

【治法】 疏肝解郁，清热安神。

【方药】 解郁熄风汤加减（淮小麦、生甘草、苦参、蝉蜕、僵蚕、焦栀子、黄芩、地骨皮、合欢皮加减）。

若胸闷胁胀，善叹息者，加香附、郁金、佛手疏肝解郁；若肝胆实火，出现头痛欲裂，大便秘结，可服当归龙荟丸，以清泻肝胆实火。

3. 肝亢犯胃证

【证候】 睡不安寐，胃脘胀闷，时嘈或泛酸，或嗳气频作，或两胁隐痛，或走窜刺痛，喉间异物感，大便溏而不爽，舌暗红，苔黄腻，脉细微弦。

【治法】 疏肝解郁，和胃安神。

【方药】 疏肝和胃方加减（软柴胡、煅龙骨、煅牡蛎、海螵蛸、煅瓦楞子、八月札、蒲公英加减）。

便秘者加大黄；如热象著者加黄连、栀子；食欲不振且舌苔厚腻加藿香、佩兰；脘腹胀满者选加厚朴、槟榔；腹胀便秘者可选用枳实导滞丸。

4. 肝郁瘀阻证

【证候】 情志不畅，入夜难寐，心烦郁闷，胸脘或两胁胀痛，寡言少语，面色无华，眼眶晦暗或睑下色斑，舌紫暗或有瘀点，脉细涩。

【治法】 疏肝解郁，活血安神。

【方药】 甘麦苦参汤加减（淮小麦、生甘草、苦参、蝉蜕、僵蚕、软柴胡、煅龙骨、煅牡蛎、丹参、合欢皮加减）。

5. 肝郁犯心证

【证候】 心悸难寐，多梦等，或胆怯心虚，惕惕不安，或胸闷隐痛，气短易汗，舌红，苔薄或黄，脉细，时有结代。

【治法】 疏肝解郁，养心安神。

【方药】 疏肝养心汤加减（软柴胡、煅龙骨、煅牡蛎、全瓜蒌、薤白、赤芍、白芍、丹参加减）。若心烦心悸较甚，可加桂枝温经通脉。

6. 肝亢肾虚证

【证候】 夜寐早醒，头晕胀痛，时耳鸣，心烦易怒，腰酸，尿频或难控，或脚跟痛，时烦热易汗，月经紊乱、量少或经停。舌红，苔薄白，脉细。

【治法】 平肝益肾，活血安神。

【方药】 平肝益肾方加减（淫羊藿、地骨皮、葛根、软柴胡、煅龙骨、煅牡蛎、合欢皮加减）。若面热易红、眩晕耳鸣可加龟甲、磁石等重镇潜阳；若月经不调甚至闭经，或男子遗精，可加入熟地、山茱萸等。

（四）转归与预后

不寐虽然有虚实之分，且有不同的证型，但由于人体是一个有机的整体，在一定条件下，虚实可以相互转化，或某一腑脏病变而转至多腑脏的病变。

不寐的预后一般较好，但因病情不一，治疗难度各异。病程短、病情单纯者，治疗收效较快；病程较长或是病情复杂者，短期内治疗难以见效，且病因不除或治疗不当，易产生情志病变，使病情更加复杂，治疗难度增加。

（五）预防与调护

不寐属于神志病，需重视精神调摄。正如《素问·上古天真论》所言："恬淡虚无，真气从之，精神内守，病安从来。"中医讲究"天人相应"。积极调整情绪，避免情绪过于亢奋，做到喜怒有节，保持精神稳定，尽量以顺其自然的心态对待睡眠，反而能较好地入睡。

此外，也应注意睡眠习惯的养成。最重要的是养成规律的作息，固定休息时间。其次，睡眠前不应过饱，不应饮用茶、咖啡等富含咖啡因的饮品。只有保持良好的生活习惯，才能拥有好的睡眠。

七、古今医案选读

【医案】

刘某，女，58 岁。初诊：2014 年 3 月 18 日。

主诉：失眠 7 年余。

病史：7 年前因家事精神过劳引起,曾口服艾司唑仑片、氟哌噻吨美利曲辛片、米氮平片,近 1 周未服用安眠药物,入睡困难,睡眠时长约为 1 h,白天头晕,记忆力减退,心慌,易惊易怒,口干眼涩,胃纳一般,反酸,胃部有烧灼感,潮热出汗,腰痛,踝关节不适,二便正常。停经 10 余年,血脂偏高。

检查：舌红苔薄根微黄,脉弦细。血压：130/80 mmHg。

中医诊断：不寐中医。

西医诊断：失眠症。

辨证：肝郁阳亢,肾气不足,胃失和降。

治则：平肝益肾,和胃降逆,清热活血安神。

处方：淮小麦 30 g,甘草 10 g,苦参 15 g,蝉蜕 9 g,白僵蚕 10 g,天麻 10 g,葛根 30 g,钩藤 15 g(后下),蔓荆子 20 g,川芎 15 g,柴胡 10 g,煅龙骨 30 g,石菖蒲 10 g,郁金 15 g,焦栀子 30 g,煅瓦楞子 30 g,八月札 30 g,蒲公英 15 g,地骨皮 10 g,淫羊藿 15 g,赤白芍(各)15 g,合欢皮 30 g,夜交藤 30 g,海螵蛸 30 g。

14 剂,水煎服,1 日 1 剂。

落花安神合剂 10 ml×30 支,每晚临睡前服 2 支。

二诊(2014 年 4 月 8 日)：睡眠稍好转,心情较前平静,偶有潮热汗出,口干减轻,胃部胀痛、烧灼感,大便稀,日行 2～3 次。舌红苔薄黄,脉弦细。前方去淮小麦、苦参,加用茯神 30 g、芦根 30 g,14 剂。落花安神合剂 10 ml×30 支。

三诊(2014 年 4 月 22 日)：患者现每日睡眠 2 h,时有潮热汗出,眼干涩,视物不清,胃烧灼感减轻,大便成形。舌红苔白微黄,脉弦细。前方去茯神、甘草,加用丹参 10 g、合欢皮 30 g,14 剂。落花安神合剂 10 ml×30 支。

四诊(2014 年 5 月 13 日)：患者睡眠好转,入睡仍困难,胃烧灼感减轻,腰痛减轻,舌红苔薄微黄,脉弦,血压 125/80 mmHg。前方原方 14 剂。落花安神合剂 10 ml×30 支。

按：临床上不寐主要有五大发病因素(体质因素、精神心理因素、疾病因素、环境因素、药物因素),本例患者不寐起于精神过劳。患者 58 岁,天癸衰,冲任二脉虚损而精血不足,脏腑失养,阴阳失衡,肾气不足而水不涵木,日久肝亢,可横逆犯胃,影响胃气升降。患者入睡困难,睡眠时间 1 h,头晕,记忆力减退,心慌心烦易怒,腰痛,潮热汗出,胃反酸,有烧灼感,舌红苔薄根微黄,脉弦细,四诊合参,辨为肝郁阳亢,肾气不足,胃失和降证,治予平肝益肾、和胃降逆、清热活血安神之剂。初诊方中天麻、钩藤、蝉蜕、白僵蚕平肝熄风,清肝经郁热;柴胡、煅龙骨、海螵蛸平肝潜阳,镇静安神;郁金、石菖蒲、淮小麦、甘草疏肝解郁;葛根、川芎、蔓荆子活血解肌,焦栀子、苦参清热除烦;蒲公英清热清肝明目;赤白芍活血化瘀,解郁安神;合欢皮、夜交藤养心安神;地骨皮清肝肾虚热;淫羊藿补肾壮阳;煅瓦楞子制酸止痛;八月札舒肝理气,活血止痛,《食性本草》中八月札"主胃口热闭,反胃不下食"。二诊患者眠稍好前方去夜交藤、合欢皮,加用茯神宁心安神,心情较前好转去淮小麦、苦参,患者仍有口干加用芦根清热生津止渴。三诊患者睡眠虽有改善,但应加强安眠之力,加用丹参除烦安神,合欢皮解郁安神。四诊患者睡眠继续好转,症情较为平稳,固守原方继续治疗。四次组方,均药证相符,标本兼顾,辨证为肝亢肾虚、胃失和降,药证相符,采用平肝益肾、和胃降逆、清热活血安神之法治疗,疗效明显。

八、西医学研究进展

西医学研究表明,失眠是昼夜节律紊乱的表现,而紊乱的罪魁祸首是褪黑素的异常。褪黑素是由大脑内的松果体分泌,且分泌模式具有昼夜节律性变化,以夜晚分泌为主,可以调节人体生物节律、神经内分泌功能。有研究者发现 γ 氨基丁酸(γ-aminobutyric acid, GABA)的含量与人体的觉醒状态有关,GABA 是中枢神经系统中的抑制性神经递质,能够起到催眠、镇静和抗焦虑等降低大脑兴奋活动的功能,对失眠患者大脑内 GABA 含量进行测定,发现其含量异于睡眠功能正常的受检者。

对于失眠症的治疗,分为药物治疗和心理疗法。药物治疗是以苯二氮䓬类受体激动剂为主的镇静安眠药物,有时也使用巴比妥类。但此类药物均有一定的成瘾性,不可长时间大剂量服用。近年来心理疗法也更多地被用于辅助治疗,包括宣传教育、行为疗法、松弛疗法、情感疗法等,心理疗法的应用可以减轻对镇静药物的依赖性。

第二节 多 寐

一、概述

多寐,亦称"多眠""嗜睡",是以精神疲倦、不分昼夜时时欲睡、呼之能醒、醒后又想睡为主要临床特征的病证。

二、历史沿革

《内经》认为睡眠与阴阳消长有关,多寐的病机是阳虚阴盛。

金元时期多认为多寐为脾胃之病。李东垣在《脾胃论·卷上》中指出:"脾胃之虚,怠惰嗜卧",他认为多寐者多属脾胃虚弱。朱丹溪在《丹溪心法·中湿》指出:"脾胃受湿,沉困无力,怠惰好卧",认为脾胃受湿也可导致多寐。

清代沈金鳌《杂病源流犀烛·不寐多寐源流》谓多寐多为心脾两虚。一由心神昏浊,不能自主;一由心火虚衰,不能生土而健运。

本病相当于西医的发作性睡病、神经症。

三、目前流行病学状况

发作性睡病以不能控制的思睡、发作性猝倒、睡瘫、入睡幻觉及夜间睡眠紊乱为主要临床特点。以上四种症状同时存在便称为发作性睡病四联症,除四联症之外还可见心理、肥胖或失眠等其他症状。美国精神医学学会《精神障碍诊断与统计手册》(DSM-Ⅴ)中提及本病在大多数国家普通人群患病率为 0.02%～0.04%,起病多为 10～20 岁。中国人的患病率在 0.04%左右,男女发病比例约为 2∶1。

四、病因病机

(一)病因

1. **饮食不节** 恣食生冷或是喜食肥甘,使脾胃损伤,运化失职,致脾为湿困,损耗清阳,清阳不升或痰浊上蒙清窍,而致多寐。

2. **劳逸失衡** 过于劳累或过于安逸,皆损伤心脾,气血生化不足,而致气血亏虚,亦使心神失养,神疲多寐。如《古今医统大全·卷二十三·倦怠嗜卧门》中说:"脾胃一虚,则谷气不充,脾愈无所禀,脾运四肢,既禀气有亏,则四肢倦怠,无力以动,故困乏而嗜卧也。"

3. **久病体虚** 年老久病,肾气衰惫,脾肾不足,阴寒内生,阳虚阴盛则易倦怠多寐。

4. **胆腑郁热** 肝胆实热可致多寐,若是肝胆病后余热未清,或被痰浊所扰失于清净,亦会导致多寐的发生。

(二)病机

多寐的病机大多与心脾相关。《素问·六节藏象论》云:"心者,生之本,神之变也……为阳中之太阳。"心血充足,使神得以发,神得以养,故寤寐得常。反之,神气溃败,身体困倦,嗜卧多寐。李东垣、朱丹溪则认为脾胃虚弱或脾胃受湿,失于运化,清阳受困,痰浊上蒙清窍也可导致多寐。另有《圣济总录》云:"胆热多睡者,胆府清净。今决断所自出,肝胆俱实,荣卫壅塞,则清净者浊而扰,故精神昏愦,常欲寝卧也。"认为肝胆实热也可导致嗜睡。

总之多寐的病机多属本虚标实,本虚主要为心、脾、肾阳气虚弱,心窍失养;标实则为湿邪、痰浊、瘀血等阻滞脉络,蒙塞清窍。多寐的病机关键是湿、浊、痰、瘀困滞阳气,心阳不振;或是阳虚气弱,心神失荣,病变过程中各种病理机制相互影响。

五、类证鉴别

1. 多寐与昏迷　多寐呼之能醒,清醒时思维正常,神志清楚。昏迷的特点是不省人事,神志不清,严重时生理反射甚至可消失,在临床上是一种较为危重的证候。有少数浅昏迷患者症状与多寐相似,虽然可被唤醒,但思维不清晰,对答不切题,清醒时间短,醒后随即再次陷入昏睡。多寐预后较好,而昏迷预后差。

2. 多寐与厥证　厥证是由气机逆乱所引起,以突然昏仆、不省人事、伴有四肢厥冷为主症。而多寐者虽昏昏欲睡,但呼之即醒,亦不会有突然倒地。此外,厥证严重甚可出现大汗淋漓、四肢厥冷、脉微欲绝等阴阳离绝之危象,其预后较差,治疗上需回阳救逆。多寐不会出现威胁生命之危象,一般预后较好。

3. 多寐与昏睡　二者均有长时间的睡眠状态。但昏睡者系邪气上蒙清窍所致,以过度睡眠为主要临床表现。患者处于熟睡状态,只有强刺激才可被唤醒,醒后答非所问,停止刺激后即进入熟睡状态。而多寐系慢性病而致阳气不振,神衰倦怠,多寐肢困,无谵语等表现。昏睡发病较急,多寐发病缓慢。

六、辨证论治

(一)辨证要点

应从病邪性质和受邪脏腑入手辨证论治。多寐的病因实多与痰、湿、瘀、热相关,虚与心脾气虚、肾精亏虚、脾肾阳虚有关。

就脏腑而言,脏腑皆可能受邪。若脾脏受邪,则精神倦怠,纳少,饭后尤甚,或中满呕恶,肢困乏力;若肾虚受邪,则疲倦喜卧,精神萎靡,尿少浮肿,腰部冷痛,畏寒;若病位在心,嗜睡多卧,多梦,精神萎靡,健忘,易惊,心悸气短,自汗或动则汗出,形寒肢怠,面白少华;若肝胆受邪,则头目昏重,口苦咽干,烦躁易怒,胸胁满闷。若有外伤史,瘀血内停,头痛而晕,神疲嗜睡,舌质紫暗或有瘀斑、瘀点,病位在脑络。

本病以虚证多见,亦有实证。由于病程较久,症状复杂,往往虚实夹杂,随着疾病的发展而变化,治疗时应随不同阶段症状调整用药以免发生变证。

(二)治疗原则

多寐治疗应注重调和阴阳,通过调和脏腑阴阳平衡达到提神醒脑的目的。多寐初期多为实证,治疗当祛邪为主,根据湿邪、痰浊、瘀血、热邪之偏重,运用燥湿健脾、化痰降浊、活血化瘀通络、清热之法,提振阳气,醒脑提神;发展中期多为虚实夹杂,治疗当扶正祛邪、攻补兼施;后期以正虚为主,以心阳虚衰、脾肾阳虚、脑神失养为主要辨证,病机的本质为阳气不足,因而治疗以温补心、脾、肾三脏阳气,滋肾填精为其治本之法。

(三)辨证分型及治疗

1. 痰热内蕴证

【证候】 嗜睡困倦,形体肥胖,口苦咽干,胸胁胀痛,烦躁易怒,舌苔薄黄或黄腻,脉滑数。

【治法】 清热化痰,和中醒神。

【方药】 温胆汤加减。

若兼有宿食积滞者,加枳壳、焦栀子、焦麦芽等消积化滞;若小便短赤加淡竹叶、通草清热利水;若肝胆湿热,加龙胆草、茵陈、黄柏;胸腹胀满,加瓜蒌仁、柴胡、陈皮、莱菔子;若湿重困脾、食欲不振,加苍术、佩兰、厚朴、木香、砂仁等。

2. 瘀血阻窍证

【证候】 神疲嗜睡,时醒时寐,头部刺痛,夜里可能加重,病程较久,或有头部外伤史,舌质紫暗或有瘀斑,脉涩。

【治法】 活血化瘀,通络醒神。

【方药】 通窍活血汤加减。

若兼有气滞者,加柴胡、陈皮、枳壳、香附理气以活血;若有气血虚如面色苍白、纳呆,则加用党参、白术、茯苓、山楂;兼有胸闷痰多、口苦、舌苔厚腻者,加半夏、竹茹、陈皮、黄连、栀子。

3. 肝胆实热证

【证候】 时时欲睡,头昏头晕,烦躁易怒,口苦咽干,耳聋耳鸣,夜间梦多,小便黄赤等,舌质红,苔黄或腻,脉弦数。

【治法】 清泄胆热,利湿通窍。

【方药】 龙胆泻肝汤加减。

若湿重于热,可加茵陈、大黄除湿清热;若兼有久病血瘀,加桃仁、红花、牛膝活血化瘀、引血下行;若纳差,可加焦栀子、神曲、炒麦芽等健脾开胃。

4. 脾气虚弱证

【证候】 嗜睡多卧,神疲乏力,时时脘腹胀满,食后尤甚,纳少便溏,四肢无力,舌淡苔白,脉细。

【治法】 健脾和胃,益气醒神。

【方药】 香砂六君子汤。

若脾气下陷,气短,可加升麻、柴胡升举清阳;若兼有血虚,症如心悸气短,应重用补气药党参、黄芪,加当归、阿胶以养心生血。

5. 阳气虚衰证

【证候】 时时欲睡,时寐时醒,精神不振,面色苍白,少气懒言,畏寒肢冷,舌淡苔白,脉沉细。或兼有心悸气短,健忘易惊,自汗或动则汗出;或兼腰膝酸软,肢肿,五更泄泻,夜尿频多。

【治法】 温阳益气,提神醒脑。

【方药】 肾气丸或右归丸加减。

若尿少、肢体浮肿,加真武汤温阳利水;食少纳呆,咳吐痰涎,舌苔腻者,减熟地黄,加半夏、茯苓、陈皮以健脾祛痰湿;五更泄泻者,加四神丸;兼有心悸气短,胆怯易惊者,加用天王补心丹补心安神定悸;多梦者加生龙牡以定志安神。

6. 肾精亏虚证

【证候】 倦怠嗜睡,伴有耳鸣耳聋,健忘,反应迟钝,腰膝酸软,舌质淡,脉细弱。

【治法】 滋肾填精,补髓醒脑。

【方药】 左归丸。

若伴有盗汗、午后潮热、身体消瘦者,重用熟地黄、山药,加生地黄、泽泻、地骨皮以滋阴清虚热;伴有食欲不振者加炒谷芽、炒麦芽。

（四）转归与预后

多寐的转归与致病的病因有较密切关系。血瘀、肝胆实热或痰浊所致的多寐,只要治疗得当、祛除病因,其疗效尚可。但湿邪因其性黏滞的特殊性,不易速愈,治疗上应徐徐图之。若治疗不当,脾胃之气愈伤,痰湿不化,则可导致转变为虚实夹杂之证,治之亦难。若脾虚日久,后天化源不足,则可导致阴阳气血亏损,招致全身其他病变。多寐的预后一般尚好,实证疗效相对更好。虚证患者,特别是年老体衰、阳气不足患者,疗效相对较差。

（五）预防与调护

患病前后均应注意以下事项。

1. 注重起居环境 由于本病与阳气不足、感受湿邪关系最为密切,因而居住环境须加注意。不能长期居住于潮湿处,避免长时间涉水冒雨,以避免感受湿邪,耗伤阳气。

2. 注意饮食 平素节制食肥甘厚味,少饮酒、少食生冷,以防蕴生痰热,饮食当清淡。

3. 劳逸结合 注意劳逸适中,以防损伤脾、心、肾,导致阳气虚衰,而致本病发生。

4. 调情志 要避免情志抑郁,勿过怒过思,防止肝胆气滞、郁而化火,或者脾气损伤,以致多寐。

5. 积极参加体育锻炼 使气血通畅,人体阳气充盛。

七、古今医案选读

【医案】

王（右）隔宿之事,尚能记忆,神不昏也。神既不昏,而终日酣眠,呼之不应,断无如此睡状也。面青,脉左大,舌无华。此中气无权,阳气尽从上冒,则肾阴不能上交,阳气浮而少阴病矣。《金匮》惟少阴有但欲寐之条,兹用桂枝汤以和阳,参介类潜伏,但阴不与阳交,阳不与阴接,再进一层,即是阴阳脱离之局,可忧者在此。

桂枝(七分),杭白芍(三钱,炙甘草三分煎汁拌炒),龙齿(三钱),左牡蛎(七钱),制半夏(二钱),老生姜(二片),大枣(二枚)。

二诊:蒙昧稍清,面青较退,左脉稍敛,而仍神迷如睡,时带错语。阳气上冒未平,炼液成痰,神机愈蔽。拟潜阳之中,参开郁化痰,必得绩效,方能许治。

桂枝(三分,白芍一钱五分同炒),左牡蛎(一两),郁金(五分,磨,冲),香附(研,一钱五分),炒范志曲(一钱五分),茯苓(五钱),龙骨(三钱),炒枳实(一钱),橘红(一钱),淮小麦(七钱)。

三诊:阳气稍潜,上则耳鸣大减,下则大便通行,坎离稍济,蒙昧略清,面色青晦稍退,舌稍华泽。惟中脘尚觉作痛,右关脉稍觉沉实。中虚宿垢未清,阴阳稍通,坎离仍未互抱。拟从阳引阴,从阴引阳,仍参磨滞之品,合于胃府以通为降之旨。

人参须(另煎,冲,四分),橘红(一钱),郁金(五分,磨,冲),炒范志曲(一钱五分),枳实(五分,磨,冲),生香附(一钱五分,研),牡蛎(一两),茯苓(三钱),制半夏(二钱),龙骨(三钱),孔圣枕中丹(三钱,先服)。

四诊:蒙混迷睡大退,目光渐觉灵动,面色青晦亦渐转华。其为阳气上冒,不能下交于阴,致少阴之气不能上承,确然可见。中脘拒按已化,虽属积滞下行,未始非土中之木得泄而然也。惟遍身作痛,良由营血失于涵养,肝风入于筋络。再用参归桂枝汤出入,仍参介类潜阳。

人参须(另煎,冲,八分),川桂枝(三分),橘络(红花汤拌炒,一钱),龙齿(三钱),左秦艽(一钱五分),白芍(一钱五分),牡蛎(八钱),桑寄生(三钱,炒),当归(二钱,炒),孔圣枕中丹(三钱,开水送下先服)。

五诊:蒙昧已退,胃亦略起。然言语间有错杂,心中懊烦。当属阳气撼扰,再参宁神。

云茯神(三钱),辰砂(三钱,包),白蒺藜(去刺,炒,三钱),枣仁(炒,打,二钱),制香附(二钱),缩砂仁(研,后入,七分),石决明(四钱),龙骨(炒,打,三钱),白芍(一钱五分,与桂枝三分同炒),人参须(五分),龙眼肉(四个),左牡蛎(五钱)。

六诊:神气渐得如常,胃亦渐醒,浮冒之阳既得下潜,所以大便不攻自下者屡矣。但遍体作痛,是血虚风行入络。宜养血和络,所谓治风先治血也。

川桂枝(四分),白芍(一钱五分,炙甘草三分煎汁拌炒),白蒺藜(去刺,炒,三钱),人参须(另煎,冲,七分),桑寄生(三钱,酒炒),川断肉(三钱),炒秦艽(一钱五分),橘红(一钱,红花汤炒),全当归(三钱,酒炒),桑枝(七钱,酒炒),丝瓜络(二钱,酒炒)。

七诊:大便甚艰,究之不攻而能畅解,肝火得以下行,面色已转神渐灵慧。惟腹中作痛,遍体酸疼。络中为风所阻,肝气亦未疏和。再养其体,勿疏其用。

白归身(三钱),炒杞子(三钱),香附(二钱,醋炒),潼沙苑(三钱),火麻仁(二钱),川楝子(一钱五分),整砂仁(七分,后入),杭白芍(二钱,酒炒),青皮(一钱,醋炒),桑寄生(三钱)。

服二帖后去青皮、归身,加枣仁二钱,辰茯神三钱,龙齿四钱,夜交藤四钱。

(选自《张聿青医案》)

八、西医学研究进展

根据国际睡眠疾病分类第三版(ICSD-3),发作性睡病分成1型和2型。1型发作性睡病的病理特点主要是下丘脑分泌食欲肽神经死亡、丢失,导致脑脊液中食欲肽明显下降或缺乏,发病机制包括多基因易感性、环境因素;2型发作性睡病患者脑脊液中食欲肽水平正常,其病因和发病机制不详。

发作性睡病的治疗药物主要是针对白天睡眠增多和猝倒两大致残性症状。白天睡眠增多的一线用药主要有一线药物莫达非尼,二线药物哌甲酯缓释片、安非他酮等,可能通过激活脑内多巴胺能神经发挥促醒作用。但是此类药物易耐受且易导致滥用,并且不能完全治疗,仅能缓解症状。治疗猝倒症状的药物包括三环类抗抑郁药如氯米帕明,5-羟色胺和去甲肾上腺素双重再摄取抑制剂和选择性5-羟色胺再摄取抑制剂类药物。

近年来,国际上治疗发作性睡病的已上市或正在研制的有潜力的药物有:① 脑内组胺 H3 受体拮抗剂替洛利生、多巴胺和去甲肾上腺素再摄取抑制剂索利氨酯;② 羟丁酸钠改良剂型,有控释型羟丁酸钠、低钠型羟丁酸盐;③ 去甲肾上腺素再摄取抑制剂瑞波西汀;④ 莫达非尼联合氟卡尼制剂。

第三节　多　梦

一、概述

多梦,又称"妄梦""喜梦",是指睡眠不实,睡眠中梦扰纷乱,醒后感觉头昏神疲的症状。多梦常与失眠相伴,导致经常不能获得正常睡眠,并有头晕健忘等症为主要表现,甚至影响到白天的生活。患者常诉整夜做梦或梦多易惊醒。

二、历史沿革

《类经·本神》对多梦的论述是:"魂之为言,如梦幻恍惚,变幻游行之境,皆是也。"

对于多梦的病机，《素问·方盛衰论》有云："少气之厥，令人妄梦"，指出气虚上逆会导致多梦。巢元方《诸病源候论·虚劳喜梦候》称多梦为喜梦，认为其病因病机为："夫虚劳，血气衰损，脏腑虚弱，易伤于邪。邪从外集内，未有定舍，反淫于脏，不得定处，与营卫俱行，而与魂魄飞扬，使人卧不得安，喜梦。"王清任更是直接指出"夜睡梦多是血瘀"，提出了血瘀导致多梦的理论。

多梦，梦中以不良情绪为主。《灵枢·淫邪发梦》有言："肝气盛，则梦怒；肺气盛，则梦恐惧、哭泣、飞扬；心气盛，则梦善笑、恐畏；脾气盛，则梦歌乐，身体重不举；肾气盛，则梦腰脊两解不属"，认为梦中的情绪与脏腑疾病有关。《柳宝诒医案》曰："人身魂藏于肝，肝有伏热，则魂气不得安其舍，而浮越于上；凡惊魇不寐，忡悸诸病，皆从而治之"，认为肝有伏热，可以见到惊梦、噩梦。

从临床表现来看，西医学中神经衰弱、失眠症等疾病，以多梦为主要临床表现者，可参照本节辨证论治。

三、病因病机

（一）病因

多梦的病因可分为患者自身躯体及心理原因、外界因素干扰几方面。前者包括了情志不畅、饮食不节、劳逸失常，后者主要是指睡眠环境。

1. **情志不畅** 思虑、愤怒则伤心、脾、肝，令神魂不安而多梦；若惊恐过甚，则耗伤精气而使心神不安，可表现为梦多。有些患者因过分担忧睡眠情况，反而致梦感加重，情志郁郁，如此循环，更难以夜寐安。

2. **饮食不节** 过饱或者过饥，饮食无度，导致脾胃不和，胃不和则卧不安，心神不宁而多梦。喜食富含咖啡因的刺激性饮品也会使心神不宁而多梦。

3. **劳累过度** 过劳伤气耗血，血虚不能荣养心神，神不宁则梦多；房劳过度致肾阴亏虚，肾阴亏损则不能上奉于心，心火亢盛则无以下济于肾，心肾水火不交，则心神不宁而致多梦。

4. **环境因素** 王符云："阴雨之梦，使人厌迷；阳旱之梦，使人乱离；大寒之梦，使人怨悲；大风之梦，使人飘飞。"可知睡眠环境也可影响人的梦感。

（二）病机

本病病机特点为七情内伤、脏腑失调导致神无所依，扰乱妄动而出现梦境纷纭。病机分虚实两端，实者常见痰、火、瘀血邪扰神明而多梦；虚者常因心、肝、脾、肾等脏腑的气血阴阳虚损，致神魂无倚而多梦。

本病病机有虚实之别，病变初期，或以虚为主，或以实为主。病变发展过程中，虚实可以相互转化,或相互夹杂。

四、类证鉴别

1. 多梦与失眠 两种疾病均有睡眠质量不佳、醒后精神不济的症状。失眠主要临床表现为入睡困难、时时易醒甚至彻夜难眠,以长期睡眠时间减少、睡眠不足为特征,可伴有多梦。而多梦则以入睡后梦境纷纭为主要病症,不一定伴有睡眠时间的缩短,可作鉴别。

2. 多梦与梦游 多梦与梦游皆属于睡眠障碍相关疾病。梦游是睡眠中自行下床行动,而后再回床继续睡眠的怪异现象。而多梦病睡眠中仅有多梦而无动作,更无起床下地之举,区别较为清晰。

五、辨证论治

（一）辨证要点

1. 辨病理和生理 多梦首辨病理还是生理。做梦是睡眠中的正常现象,正常人也可有梦境,但其醒后无不适,这属于生理现象,不必治疗。其区别要点一是生理梦仅是偶尔为之,不若病理之梦经常梦境纷扰。二是生理性梦寐后无不适;病理性梦醒后常劳累不适,甚至自觉整夜未眠。

2. 辨脏腑虚实 多梦虽是由神不安宁所致,但中医理论强调整体,认为多梦是建立在脏腑气血偏盛偏衰的病机上,因此应当根据梦境及伴随症状正确进行脏腑辨证,而后采用有针对性的治则治法。

3. 辨梦境意境 梦境确可反映人体内部阴阳、脏腑、气血、盛衰的不同状况。如邪客于肾则梦临渊,没居水中;肾气盛则梦腰脊两解不举,肾气虚梦见舟船溺人,或梦伏水中。梦境也可反映人体的病变部位,如邪客于胃则梦饮食,邪客于膀胱则梦小便等。故古时有"解梦"之说。

西医学也认识到梦境与人体的某些疾病关系密切,如在梦中惊醒或梦见高处坠下,则往往是心脏有病的预兆。

（二）治疗原则

本病的治疗应当标本同治,既要究其引发梦境之因,又需从标入治以解除患者梦扰之苦。先以宁神清脑之法暂减其梦,梦境有所缓解之后再治其因。辨证时需分清病变脏腑,有些患者病程久,病机复杂,多个脏腑受累,治疗应分清主次。此外,治梦尚需结合心理治疗,某些梦症由忧思过度、惊恐引起,更应重视心理疗法,甚至单纯通过心理治疗,无需用药,也有其梦自除者。

（三）辨证分型及治疗

1. 心胆气虚证

【证候】 夜寐多梦,心悸不宁,胆怯善恐,胸闷气短,舌质淡,苔薄白,脉细弦无力。

【治法】 养心益气,镇静宁神。

【方药】 安神定志丸合酸枣仁汤加减。

2. 心脾两虚证

【证候】 少寐多梦,心悸健忘,气短神疲,面色萎黄,食少倦怠,腹胀便溏,舌质淡嫩,苔白,脉细弱。

【治法】 补益心脾,荣脑安神。

【方药】 归脾汤加减。

3. 心肾不交证

【证候】 失眠多梦,心烦,腰膝酸软,潮热盗汗,遗精,舌红无苔,脉细数。

虚烦难以入眠,梦多,男子多梦遗,女子多梦交,醒后头晕,平素腰膝酸软,脑响耳鸣,或见潮热盗汗,舌红苔少,脉细数。

【治法】 交通心肾,醒脑安神。

【方药】 朱砂安神丸合交泰丸或黄连阿胶汤加减。

4. 肝肾阴虚证

【证候】 梦境纷纭,梦中皆有畏恐之感,平素眩晕耳鸣,时有视物模糊,两目干涩,易于惊醒,腰膝酸软,男子早泄或精少,女子精少或经闭,形体消瘦,时或虚烦,舌红苔少,脉细弦。

【治法】 滋养肝肾,养脑安神。

【方药】 龟鹿二仙膏合远志丸加减。

5. 肝阳痰火证

【证候】 梦多,头晕目赤,时有胸闷胁痛,平素急躁易怒。舌红苔黄腻,脉弦滑。

【治法】 清热化痰,平肝安神。

【方药】 当归龙荟丸合黄连温胆汤加减。

6. 血瘀气滞证

【证候】 梦多且内容怪异,荒诞不经。平素郁郁寡欢,时时易惊,健忘善惊,时易急躁头痛,或伴有胸闷胁胀,面青眶黑甚至面色黧黑,肌肤甲错。舌紫暗,脉弦涩。

【治法】 活血化瘀,理气宁神。

【方药】 血府逐瘀汤或通窍活血汤加减。

（四）转归与预后

本病以虚证居多,且病程较长,但经药物治疗及恰当的心理干预,均能逐渐好转。但如果兼证较多,病情复杂,治疗相对较难,不易见效。

本病预后良好,一般不会转变成其他疾病。

（五）预防与调护

1. 调整心理状态　本病发生与七情内伤密切相关,常由多思多虑或惊恐所致,与患者的心理状态有关,患者大多平素郁郁寡欢或易忧思多虑。故预防本病,首先要使心情开朗,没有烦恼。

2. 改善睡眠环境　睡眠环境亦十分重要,最好选取隔绝噪声的安静遮光之处作为睡觉之处,且睡眠时应穿着较为宽松舒适的衣服,紧身的衣物也会对睡眠质量造成影响,尤易使患者多噩梦。

3. 注意生活习惯　加强体育锻炼,增强体质,持之以恒,促进身心健康。注意生活规律,劳逸结合,按时作息,养成良好的睡眠习惯。饮食有节,戒除不良嗜好。此外,睡前不宜洗头,有研究表明睡前洗头会刺激脑部神经,导致兴奋从而影响睡眠质量。

4. 其他　多梦的患者,如有梦魇和梦惊者,当其因梦惊醒之际应予以安慰,并使之头脑清醒,也可予饮服用温开水,但不宜服用浓茶、咖啡等富含咖啡因的饮品;若对睡眠环境已形成恐惧心理的,则可更改睡眠环境,或听些舒缓的音乐,或是练习冥想以宁神。

六、古今医案选读

【医案】

许某,女,52岁。初诊:2010年12月17日。

主诉:反复失眠多梦5年,加重1月。

患者有多年神经衰弱病史,服用中西药即改善症状,停药则诸证复发,近因失眠多梦加重前来诊治。刻下:患者失眠多梦,头晕目眩,心烦急躁,情绪低落,汗出,倦怠乏力,手足不温,舌质淡红,苔薄白夹黄,脉沉弱。

中医诊断:不寐病。

西医诊断:失眠症。

辨证:心阳虚弱,肝气郁滞。

治法:疏肝解郁,温补心阳。

处方:桂枝甘草龙骨牡蛎汤与四逆散合方。桂枝6g,龙骨12g,牡蛎12g,柴胡12g,枳实12g,白芍12g,红参10g,附子10g,干姜10g,炙甘草12g。

上方7剂,每日1剂,水煎服,每日2次,餐后温服。

落花安神口服液10支/盒×2盒,每晚睡前服用2支。

二诊：汗出减少，以前方 7 剂。

三诊：手足温和，多梦明显好转，续以前方 7 剂。

四诊：头晕目眩基本解除，以前方 7 剂。

五诊：睡眠约 6 h，以前方 7 剂。

按：根据失眠多梦、手足不温辨为心阳虚，再根据汗出、倦怠乏力辨为心气虚，因情绪低落、心烦急躁辨为肝郁，以此辨为心阳虚弱，肝气郁滞证。方以桂枝甘草龙骨牡蛎汤益气温阳，潜阳安神；以四逆散疏肝解郁，调理气机，加红参补益心气，附子、干姜温阳益心。方药相互为用，以奏其效。

第四节　梦　　魇

一、概述

梦魇表现为梦中见到可怕的景象或遇到可怕的事情，并且醒后仍有短暂的情绪紧张、不能转动、剧烈心跳、面色苍白、出冷汗等，患者对梦境中的内容尚能记忆部分片段，发作后依然入睡。又称"噩梦发作"，也是俗称的"鬼压床"。本病的机制是突然惊醒时，神志清晰而肌肉神经尚未清醒，多发生在睡眠的快速动眼期。中医认为本病是外受惊恐、内伤心气，或实邪内扰、神明不安所引起的一种睡眠行为异常类神志疾病。

从临床症状表现来看，西医学中癔症、睡眠瘫痪症等以本病为主要临床表现者，可参照本节内容辨证论治。

二、历史沿革

中国古代对噩梦的记录始于战国时期，《周礼》有记载："一曰正梦，二曰噩梦，三曰思梦，四曰寤梦，五曰喜梦，六曰惧梦"，其中的噩梦、惧梦与梦魇含义相当。《神农本草经》将"梦魇"称为"魇寐"。清代的沈金鳌在《杂病源流犀烛·不寐多寐源流》中首次以"梦魇"为病名阐述了这类疾病。

三、病因病机

（一）病因

压力较大、过度疲累、精神焦虑、消化不良、作息不正常皆可以导致梦魇的发生。另有一个导致梦魇的特殊原因是睡姿不正确，俯卧或仰卧双手置于胸口也可能导致梦魇。

（二）病机

本病病机属虚实夹杂，由于外邪、情志等原因导致痰热内生、阻碍神机，或者气血耗伤，神失所养，魂魄不安，妄动而发为噩梦。其病位在心、脑，与肝、脾、肾密切相关，病理因素多为痰。亦有患者因受惊吓而做噩梦，移时脏气自平，噩梦自止。

1. 心虚胆怯 心主神明，胆主决断，心对精神活动起主宰作用，而胆起决断作用，胆气通于心，二者在调控情志方面相辅相成。本证多由体虚、心胆气虚导致，容易情绪紧张、受惊，神魂不宁而致。

2. 心肝血虚 肝藏魂，血舍魂，心主血脉。正如张景岳所言："魂之为言，如梦寐恍惚，变幻游行之境皆是也"，本证多由劳心耗血过度或是大出血后，心肝血虚所致神魂难以归舍，故见心神不宁。

3. 痰热内扰 本证多因气机不畅，气郁化火，炼液为痰，脾脏受损生痰，痰火上扰心神，神魂不守，而发为此病。

四、类证鉴别

梦魇与夜惊 夜惊有明显的惊恐表情，怪声咕叫，以及自主神经症状，如心跳和呼吸加快，大汗淋漓，瞳孔散大，面色苍白，使别人见了触目惊心，但本人却什么也不知道，事后没有记忆。梦魇是正在做梦的患者自己从梦中惊醒，感到非常害怕，但是别人却看不出什么明显的动静。

五、辨证论治

（一）辨证要点

本病的发生与热、痰、虚关系密切，涉及的主要脏腑是心、肝、胆，辨证时重点应辨明受邪脏腑、邪正虚实之侧重和变化。

（二）治疗原则

本病的治疗重在调和阴阳，宁心安神。虚证宜滋阴养血、补心安神；实证应平肝清热、祛痰定惊、重镇安神。

（三）辨证分型及治疗

1. 心虚胆怯证

【证候】 噩梦纷纭，因梦惊醒，惊悸恐惧，平素胆怯易惊、心神不定，神疲乏力，声低气怯,面色少华,舌淡苔薄白,脉细弱。

【治法】 益气镇惊,安神定志。

【方药】 安神定志丸合酸枣仁汤加减。

2.气血不足证

【证候】 频繁梦魇,平素多梦易醒,嗜卧,疲乏少力,少气懒言,畏寒,纳呆,舌淡苔薄白,脉细弱。

【治法】 益气养血,安神定惊。

【方药】 归脾汤加减。

3.痰热扰神证

【证候】 反复梦魇,夜卧不安,时时惊醒,醒后能回忆噩梦,口苦心烦,头痛失眠,心烦易怒,言语烦乱,舌质红,苔黄腻,脉滑数。

【治法】 清热豁痰,开窍醒神。

【方药】 礞石滚痰丸加减。

4.气滞血瘀证

【证候】 噩梦频频,梦境古怪离奇,头痛如针刺,或有胸闷胸痛,面唇爪甲青紫,甚至肌肤甲错、麻木不仁,舌有瘀点或瘀斑,脉涩。

【治法】 活血化瘀,通络安神。

【方药】 柴胡细辛汤加减。

（四）转归与预后

本病若是早干预,经中医药治疗,疗效较佳,多可痊愈,预后良好。若失治误治,可转重演变为癫狂等神志病。

（五）预防与调护

1.保持心态平和 中医云"精神内守,病安从来",讲求的是人应当保持精神平稳,心态平和,才有可能抵御邪气的侵扰。尤其是有些梦魇病患,因饱受噩梦烦扰而精神焦虑、紧张,不能平静,反而更易致使梦魇频繁发作而寐不佳。

2.注意睡眠卫生 保持早睡早起是最重要的一点,只有养成良好的睡眠习惯才能保证睡眠质量,当代人睡前喜欢玩手机、看剧,这种习惯容易导致大脑兴奋而增加梦魇的概率。此外,睡眠环境是否安静、床上用品是否舒适也是十分重要的。

3.睡姿正确 有些患者自诉"鬼压床",夜里易被憋闷致醒,也与睡姿有关。应当避免双手压在胸前、腹部以及俯卧的睡姿。

六、古今医案选读

孙某,女,38 岁,工人。初诊：2002 年 7 月 3 日。

患梦魇已 6 年,睡眠中常觉心胸憋闷不能呼吸,行将窒息,呻吟呼喊,把家人吵醒。将其唤醒后,身出冷汗,惊魂未定,方知是梦。如是者愈发愈频,常二三日一作。昼日活动、工作皆可,微觉气短、胸闷,心悸乏力。多年求治,皆云神经症。给予地西泮、谷维素、维生素 B_1 等,未能取效。亲友劝其祈神驱鬼。脉弦缓。

此心气不足,胸阳不振,入夜阴盛之时,故而胸闷憋气,予桂枝加附子汤主之。

炮附子 12 g,桂枝 12 g,炒白芍 12 g,炙甘草 7 g,大枣 4 枚,茯苓 15 g,浮小麦 30 g。7 剂。

二诊(2002 年 7 月 10 日)：自服药后,未再出现梦魇,精力较前为佳。继服上方 14 剂。症除,脉力增。告其已愈,可停药。

按：魇出自《肘后备急方》,属魂魄不守,亦有虚实之分。此患者素来脉缓,平日气短、胸闷、心悸、乏力,故诊为心气不足,胸阳不振,予桂枝加附子汤壮其心阳,心阳足则梦魇自除。

七、西医学研究进展

西医学研究表明,梦魇通常发生在有梦的快速眼动睡眠阶段。因为快速眼动睡眠在后半夜的睡眠中占的比例较高,所以梦魇在后半夜发生的机会更多,做噩梦的当时,心跳和呼吸可能会增快,但是不会有显著的自主神经反应。

梦魇发生的病因,既有外界的生理刺激,也有内在的心理创伤。从外因来说,梦魇多半是睡觉时口鼻受阻,或者是睡姿不当、胸部受压所引起的。人在睡眠时,心和肺的活动能力相对减弱,所以,当呼吸道受到压迫时,就会感到心脏活动受到阻碍,呼吸困难。这种来自外部的刺激传到大脑皮层,便引起不正确的反应,即梦魇。

(选自《李士懋医案》)

第五节 梦 游

一、概述

梦游是因肝郁痰火所扰,致使阴不涵阳,魂不归肝,浮越于外所引起的一种睡眠行为异常,且伴有神志不清和意识障碍的一种神志失和类疾病。以患者睡眠中突然爬起来进行活动,而后又睡下,醒后对睡眠期间的活动一无所知等症状为主要临床特征。梦游者神识不知,记忆不清,是一种魂魄妄行之证。此病多见于儿童,少数可迁延至成年,且男多于女。

从临床表现来看,西医睡眠障碍中睡行症大致相当于本病,可参照本章节内容辨证论治。

二、历史沿革

关于本病病因病机,张仲景认为由心气虚所致。《金匮要略·五脏风寒积聚病脉证并治》曰:"邪哭使魂魄不安者,血气少也,血气少者属于心,心气虚者,其人则畏,合目欲眠,梦远行而精神离散,魂魄妄行。"也有医家认为是肝之受邪,魂之有病,如宋代许叔微《普济本事方·中风肝胆筋骨诸风》在论述不寐的病因时曰:"平人肝不受邪,故卧则魂归于肝,神静而得寐。今肝有邪,魂不得归,是以卧则魂扬若离体也。"明代张景岳在《类经·脏象类·本神》中诠释"魂"的概念指出:"魂之为言,如梦寐恍惚,变幻游行之境皆是也。"直接指出了梦游的病症,其在《景岳全书》中进一步归纳本病之病因为邪气所扰和营血不足。近人对梦游验案多有报道,其病机不外于此。

三、目前流行病学状况

梦游人数占总人口的1%～6%,主要发生在儿童期(4～12岁),大多数集中在5～7岁,持续数年,进入青春期后多能自行消失。这可能与这阶段的儿童处于生长发育旺期、社会心理因素影响和生活习惯有关。在儿童中,偶有梦游症的比例为10%～30%,频繁发生的比率为1%～6%。男多于女。同一家系内梦游症发生率高,这说明此病可能有遗传性。

四、病因病机

人的寤寐与卫气运行相关,卫气昼行于阳,夜行于阴,故阳气尽则寐,阴气尽则寤。夜半卧眠之际,由于众多原因使卫气运行失常,阳气亢盛而浮越于外,扰动魂魄而发梦游。

(一)病因

1. 饮食劳倦　嗜食肥甘膏粱,脾胃受损,运化失司,聚湿成痰,痰浊内盛,郁而化火,痰火相杂,内扰神魂,心神不宁,魂游于外,而致梦游。劳倦过度,损伤人体脏腑之气,劳心则伤神,劳形则伤气血,气血伤则魂魄妄行,因而睡中梦游。

2. 七情内伤　情志所伤常可导致不寐,其甚者可引发梦游。七情之中尤以惊吓、郁怒之因更为多见。心本藏神,夜卧则神谧,受惊则心气紊乱,心阴暗耗,心火独炽,致心神失守,肝魂浮越,则生梦游。肝本藏魂,怒为肝志,怒则气血逆乱,魂不守舍,而致游魂妄作,遂发梦游。幼儿受惊、成人争吵常是诱发梦游的直接原因。

3. 先天因素　梦游者幼年多见,与先天禀赋密切相关。先天禀赋不足,脏腑精气不充,神明失守,魂魄妄行,是梦游发病的基本原因。神怯不能主神志,魂魄变幻游行,是梦游发病的病机所在。

（二）病机

本病病位在脑,与心、肝、胆、脾、肾密切相关。其基本病理变化为阴不涵阳,神明失守,魂不归肝,浮越于外。儿童发病多属实证,成人发病则多本虚标实之证,以魂魄妄行为本,痰火扰动为标。

1. 证类病机

（1）痰火扰魂:痰火内盛,郁而化火,痰火相杂,内扰神魂,神魂不随,肝魂浮越而致梦游。

（2）心肝火旺:心藏神,肝藏魂,心肝火旺,扰动神魂,心神失守,肝魂浮越,则生梦游。

（3）心脾两虚:张景岳曰:"血虚则无以养心,心虚则神不守舍。"心主血,脾生血,劳神思虑太过,心脾两虚,营血不足,阴不涵阳,至夜则阳不入阴,阳气浮越,神魂不藏,也可引起梦游。

（4）心肾不交:心主火,肾主水,心火下济,肾水上承,心肾交通,睡眠安稳。若肾水亏虚,不济心火,心火独亢,阳气浮越,神魂不守,导致梦游。

2. 病机转化　本病的病机转化主要表现在虚、郁、痰、火之间。病属虚者,气血亏虚,运化失司,痰湿内生,郁久化火。病属热者,火热灼津,炼液生痰,耗伤阴液。气郁者可致痰阻,痰湿阻闭可致气机郁滞,气郁则影响气血之化生,痰湿郁久则可化热。此四者可互相转化。

3. 证候学特征　本病以患者睡眠中突然起床,在室内外行走或从事各种活动,持续数分钟或数小时,醒后对其所为不能记忆为主要临床证候。

患者多突发性睡中行走,或着衣穿鞋,或赤身裸体,步态不稳,行走敏捷或缓慢,面无表情,意识蒙眬,多能躲开障碍,认清道路,甚者被绊倒或撞墙。其睡中活动方式多种多样,或重复简单刻板样动作,或做较复杂的动作,有的还可能做出某些危害性的动作。不同的患者发作次数不同,一般隔数月、数十日发作一次,亦有隔三五日发作一次者,甚者每夜必发或一夜数次发作。

五、类证鉴别

1. 梦游与癫痫　癫痫小发作可有动作怪异之表现,发作后患者不能回忆其发作之表现,若在睡眠中发生则与梦游相似。其两者鉴别点:一是癫痫小发作一般多见为局限性癫病,其动作往往可以重复出现,相对定型,而梦游者每次动作可不同;二是两者脑电图特点不同。

2. 梦游与梦魇　梦魇是在睡眠中因梦境恐惧惊吓而致苏醒,甚至呼叫,但一般大多可在床上坐起,少有起床动作;梦游者一般无号叫呼喊之声,动作也默然无声。

六、辨证论治

诊断梦游主要依据病人家属的描述,并结合检查有无脑部器质性病损。

（1）儿童多见,男多于女,常有家族史,且多与遗尿并发。

（2）睡眠中无明显外界刺激,突然起床,或行走,或干活,动作终止后复又眠卧醒后对其所为不能记忆。

（3）本病既可单独存在,又可见于癫痫、癔症、精神分裂症、脑外伤后遗症患者及其他一些精神系统疾病患者。

（4）本病可反复发作。

（5）本病发作前脑电图上出现阵发性的高电位活动。脑电图特点是在梦游开始时出现高波幅节律性成群的 δ 波,持续 10～30 s,以后转为慢波节律,持续整个梦游阶段,最后呈现低波幅的快波。

（一）辨证要点

1. 辨病之虚实　明代张景岳《景岳全书·不寐》曰:"不寐虽病有不一,然唯知邪正二字则尽之矣。"神不安则不寐,其如以不安者,一由邪气之扰,一由营气之不足耳。有邪者多实证,无邪者皆虚证。梦游之病也有有邪与无邪之分。有邪者,痰火、瘀血;无邪者,胆怯、营血不足。大凡有邪者,多由郁怒争吵而致伏痰紫扰,肝郁化火,心火炽盛,其梦游之动作较为粗狂,甚则带有暴力性质或迷乱而无规章,以心肝火旺之证多见。无邪者,其梦游者常以游走为主,神志恍惚,以气虚营亏之象多见,病涉心、肝、脾、肾多脏。

2. 辨受病脏腑　梦游虽为神志之病,但病涉心、肝(胆)、脾、肾多脏,其梦游之具体表现虽可有助识别,但家人尚难完整描述,医者又常不能亲见其发病之状,故需从临床兼症着手,分辨其受累脏腑,在此必须抓住脏腑病变的特点,以别五脏之病,且一脏之病又常有虚实之异,如魂藏于肝,肝脏之病诚为多见,其可由肝郁化火,夹痰内扰;也可因肝虚胆怯,疏泄不及所发。前者常伴头痛、头胀、烦躁不宁诸症,后者则伴心悸、惊惕不宁、恐惧不安之状。

（二）治疗原则

首先,本病的治疗应以安神藏魂为先。梦游者常夜间妄行,影响机体之阴阳失衡,且梦游常引发家人的惊恐不安,故不论邪实正虚,治此当以安神藏魂为先,可采用清热豁痰、疏肝解郁、开窍安神诸法,随证选用,以镇摄梦游之症,实也是"急则治其标"之意。再者,还应以调整阴阳为主,梦游之病机主要在于阴阳失调,邪实者大多是阳盛亢越或虚阳浮越;正虚者大多是营血不足,阴不涵阳、阳盛阴衰,故欲根治梦游,必须调整阴阳,《灵枢·邪客》曰:"补其不足,泻其有余,调其虚实。"使阴阳平衡复常,卫气循行有序,夜入于阴则安,病源可除,此也是防止和减少梦游症复发的原则。

此外,应注重脏腑辨治,梦游虽为脑神之病变,但从五脏神而论,病涉心、肝、脾、肾四脏为主,临床表现虽均为夜行,但诸脏虚实之病理、症状不同,故必须根据其临床兼证正确进行脏腑辨证,才能采用有针对性的治疗法则,以恢复其常态,则病根可除。

(三)辨证分型及治疗

1. 痰火扰魂证

【证候】 夜眠起床外出游走,动作漠然,间或忽忽而作,行毕复又卧床或睡于他处,平素常感头晕,心烦口苦,纳少痞闷,精神抑郁,抑或性情急躁。或伴咯痰,质黏色黄,或见呕恶。苔薄,黄白相兼,脉弦滑数。

【病机】 痰热内盛,扰乱心神,郁于肝胆,疏泄失度,神魂不宁,魂魄妄行而致梦游。

【治法】 化痰清热,镇心安神。

【方药】 黄连温胆汤或清火涤痰汤加减。黄连、半夏、陈皮、茯苓、竹茹、枳壳、夜交藤、珍珠母、柏子仁、磁石。

2. 心肝火旺

【证候】 夜眠起床外出游走,兼见头晕头痛,面红目赤,烦躁易怒,耳鸣,胁痛口苦,小便色黄,大便干结,舌红,苔黄,脉数。

【病机】 情志不悦,进而肝郁气滞,心郁化火,火热循经上扰神明而现梦游。

【治法】 清热降火,疏肝安神。

【方药】 龙胆泻肝汤合柴胡疏肝散加减。龙胆草、栀子、黄芩、泽泻、车前子、柴胡、当归、生地、陈皮、川芎、香附、甘草。

3. 心脾两虚

【证候】 梦游兼见心惊健忘,食少懒言,倦怠乏力,气短神怯,腹胀便溏,面色萎黄,舌淡苔白脉细弱。

【病机】 劳心过度,伤心耗血;或病后体衰;或年老之人,气血虚少,及吐泻,饮食劳倦等伤及脾胃,化源不足,无以奉养心神发为梦游。

【治法】 益气健脾,养心安神。

【方药】 归脾汤。白术、人参、黄芪、当归、茯苓、远志、酸枣仁、木香、龙眼肉、生姜、大枣、甘草。

4. 心肾不交

【证候】 梦游兼见心烦,失眠,多梦,遗精,腰膝酸软,心悸,夜尿多或眩晕耳鸣,心悸易惊,舌红少苔,脉沉细或细数。

【病机】 久病年高,或房劳伤肾,肾阴亏虚不能上济心阴;或心阳不足不能下温肾水,致阴阳失调,神志失养而成梦游之证。

【治法】 交通心肾,滋阴安神。

【方药】 左归丸合天王补心丹加减。生熟地黄、山药、山茱萸、川牛膝、菟丝子、龟胶、茯苓、玄参、丹参、桔梗、远志、柏子仁、酸枣仁、五味子。

（四）转归与预后

儿童梦游多在心理上受强烈刺激后发生,有家族倾向,发育成熟后自然消失。成年人发生梦游,多与患精神分裂症等精神疾病有关,积极治疗原发病。

（五）预防与调护

（1）培养孩子良好的睡眠习惯,避免过度疲劳和高度的紧张状态。

（2）不在孩子面前谈论其梦游经过,以免增加患儿的焦虑、恐惧情绪。

（3）发作次数不多,一般无需治疗,但发作时应加强看护,防止意外发生。

七、古今医案选读

【医案1】

某人来见先生,屏人窃语云:"小女年方十六,已许配矣,然有奇疾,其证无所闻也。每夜待家人熟睡后,窃起跳舞。其舞也,俏妙闲雅。天将明,罢而就寝。余间窥之。每夜异曲,从曲之变而奇也,不可名状。日中动止,无异于常,亦不自知其故。告之,则愕然,竟怪而不信。不知是鬼所凭耶,抑狐所惑耶？若他人闻之,恐害其婚,是以阴祝祈祷,但无效果。闻先生善治奇疾,幸来诊之。"先生应曰:"此证盖有之,所谓狐惑病也。"诊之,果然。与甘草泻心汤,不数日,夜舞自止。遂嫁某子。

按:有关甘草泻心汤之注释如下。

《方机》本方主治曰:"下利不止,干呕心烦者。默默欲眠,目不得闭,起卧不安,不欲饮食,恶闻食臭者。"《金匮要略·百合狐惑阴阳毒病证治》曰:"狐惑之为病,状如伤寒,默默欲眠,目不得闭,卧起不安,蚀于喉为惑,蚀于阴为狐,不欲饮食,恶闻食臭,其面目乍赤、乍黑、乍白。蚀于上部则声喝,甘草泻心汤主之。"

【医案2】

龙某,男,14岁。1970年就诊。

家人诉其经常在睡梦中惊,开门而出,不与人语,跑到屋外就睡在外面。第一次,晚上起来把早上吃的蒸饭倒在狗钵里喂狗了,家里人都不知道是谁倒的,还以为家里来鬼了。第二次跑到外面晒稻谷的操场扫场子,他爸爸听见了就去喊话,他也不答应,倒在地上就睡了。家里人相信迷信,以为屋里来鬼了,到处请人赶鬼捉妖,花了好多冤枉钱。有人出主意:晚上陪着他睡,于是他爸爸妈妈轮流陪他睡。结果他还是跑了,这次跑出去几里路,在田坎上睡着了。居然没人知道这是什么病,反正统统都说是鬼找着了。没办法,他们家里人就找我看病,我仔细问完病史以后说:"这是梦游症,又称夜游症。"他妈妈讲:她儿子经常睡到半夜三更尖叫一声,并且性格不好,烦躁,容易发脾气。心烦,夜梦易惊,就这两个症状。舌红苔黄,脉弦数。病机是火扰心神,这就清楚了。这是火扰心神引起的梦游,于是用朱砂安神丸合磁朱丸。服药2个月,没有再发。然后用补肝汤加栀子、黄连。患者彻底好了,梦游症未再发作。

(选自《熊继柏诊治疑难危急病症经验集》)

八、西医学研究进展

梦游发作时表现出低水平的注意力、反应性及运动技能,可在室内走动,做一些动作,多数情况下会自行或在他人引导下回到床上,无论是即刻清醒或次日醒来均不能回忆;多导睡眠图显示发病在非快速眼动睡眠(NREM)第3、4期,常见于夜间睡眠前1/3阶段NREM期结束时,脑电图在发作时可出现高波幅慢波。西医学主张心理治疗与药物治疗同时进行,去除不良的精神因素,消除焦虑、恐惧和紧张的情绪,改善其环境,使之注意劳逸结合和体育锻炼;同时,根据其不同年龄辅以适当剂量的镇静安眠药物,如地西泮等。中医学治疗此病以安神藏魂为先,调整阴阳为主,注重脏腑辨治,使阴阳平衡,寤寐复常有序。

第六节 小儿夜啼

一、概述

小儿夜啼是指小儿白天能安静入睡,入夜则啼哭不安,时哭时止,或每夜定时啼哭,甚则通宵达旦。小儿夜啼多见于新生儿及婴儿。此类病证对于小儿的睡眠质量有较大影响,进而影响其生长发育。

二、历史沿革

早在东汉时期《颅囟经·病证》中即有小儿夜啼的病名记载。"初生小儿至夜啼,是由瘀血腹痛,夜乘阴而痛,则啼。"

隋代医家巢元方在《诸病源候论》正式确立"夜啼"的病名,如:"小儿夜啼者,脏冷故也。夜阴气盛,与冷相搏则冷动,冷动与脏气相并,或烦或痛,故令小儿夜啼也。"

宋代陈无择《三因极一病证方论》曰:"小儿夜啼有四证,一曰寒,二曰热,三曰重舌口疮,四曰客忤。"

明代《普济方·婴孩夜啼》指出小儿夜啼是一种病态,如不服药"误小儿疾甚多"。

清代《幼幼集成·夜啼证治》曰:"小儿夜啼有数证:有脏寒,有心热,有心神不安,有拗哭,此中寒热不同,切宜详辨。"明确论述了夜啼的病因病机多因"脏寒""心热""神不安"等所致。

三、目前流行病学状况

小儿夜啼多发生在夜晚,轻则时哭时智,或定时哭闹,甚则通宵哭闹,既影响小儿的生长发育,对家长的睡眠及生活质量也产生严重的影响。小儿夜啼的发病率在新生儿及婴儿中占3%左右,男孩比女孩略多。小儿夜啼多发生在入睡后半小时之内。

四、病因病机

（一）病因

1. 脏寒气滞　素禀体寒,或喂养不慎,腹部受寒,寒邪入内,脾脏受寒,夜静属阴,阴盛则寒凝气滞,致腹痛啼哭。

2. 心肝郁热　小儿五脏常表现为心肝有余而脾肾不足的特点,素禀胎热,肝木偏旺,或外感热病,余邪未清,或衣着过暖,体热不散,心属阳主火,易生心热,若积热上攻,则邪热乘心,因心属火恶热,故见夜啼。

3. 情志失调　惊骇客忤,小儿神气不足,心气怯弱,耳闻异声,生人客忤,使心神不宁,故夜寐惊啼。

4. 脾胃虚弱　小儿脾常不足,喜温而恶寒夜间属阴,脾寒愈盛,寒邪致气机不畅,故入夜腹痛而啼哭。

5. 阴血亏虚　阴血亏虚,水不涵木,血不养肝,致阴虚内热,虚烦不眠而夜啼;或热病之后,失于调养,阴液亏损,也可致阴虚内热,虚烦不眠而夜啼。

6. 乳食积滞　因喂养不当,乳食积滞肠胃,胃气失和,胃不和则卧不安,乳食积于脘腹,胀满疼痛,故夜寐不安而夜啼。

（二）病机

夜啼的病机虽多,但其病理变化,多属寒、热、惊所致。其病位主要在心,与肝、脾密切相关。由于小儿个体差异明显,应综合分析。小儿夜啼的预后,一般较好。

五、类证鉴别

1. 小儿夜啼与小儿腹痛　小儿腹痛常因肠痉挛、肠套叠、肠梗阻等引起阵发的哭闹尖叫,常伴有面色苍白、恶心呕吐、腹泻或便秘等,并伴有腹部阳性体征,如腹胀、肠型、压痛、肿块等表现。

2. 小儿夜啼与小儿生理性哭闹　小儿损伤表现为婴儿剧烈哭闹,需考虑是否存在,如关节脱臼、骨折等情况。易与小儿夜啼相鉴别。

六、辨证论治

(一)辨证要点

本病辨证首分虚实。实证多,虚证少。根据啼哭声的强弱、持续时间的长短来辨别。哭声响亮且长为实证,哭声低弱且短为虚证。

(二)治疗原则

治疗当以补虚泻实,调整脏腑阴阳为原则。实证泻其有余,虚证补其不足,辅以安神定志。

(三)辨证分型及治疗

实证

1. 脏寒气滞

【证候】　多发生在下半夜,面色青白,手足凉,腹部不温,喜摩按,不欲吮乳,舌苔薄白,指纹多青。

【治法】　散寒止痛,行气疏肝。

【方药】　乌药散加减。乌药、木香、小茴香、青皮、高良姜、槟榔、川楝子、巴豆。

方中乌药行气疏肝,散寒止痛,为君药;木香行气止痛,小茴香暖肝散寒,青皮疏肝理气,高良姜散寒止痛,同为臣药;槟榔行气导滞,川楝子苦寒,巴豆辛热,同用可制约苦寒之性,增其行气散结之力。

2. 心肝郁热

【证候】　平素性格执拗,多发生在上半夜,哭声响亮,面唇红赤,烦躁不安,手腹俱热,大便干结,舌红苔薄黄,脉数有力,指纹紫。

【治法】　清心养阴,利水通淋。

【方药】 导赤散加减。生地、木通、竹叶、甘草。

方中生地凉血滋阴降火;木通清心火与小肠之热,竹叶清心除烦,淡渗利窍,甘草清热解毒,调和诸药。

3. 惊骇客忤

【证候】 睡中惊惕,惊叫啼哭,哭声较尖,神情紧张不安,舌脉较正常,指纹青。

【治法】 益气镇惊,安神定志。

【方药】 安神定志丸加减。人参、茯苓、茯神、远志、石菖蒲、龙齿。

方中人参益心胆之气;茯苓、茯神、远志、石菖蒲化痰宁心,镇惊安神;龙齿具有镇惊、安神定志的作用。

4. 乳食积滞

【证候】 夜寐易醒,醒后多啼哭,脘腹胀满,疼痛拒按,或嗳腐吞酸,性急躁,大便秽臭,舌质淡,苔薄,脉细,指纹淡。

【治法】 消食化积。

【方药】 消乳丸加减。神曲、麦芽、陈皮、香附、砂仁、甘草。

方中神曲、麦芽消积去滞,陈皮、香附、砂仁理气消滞,甘草和中。

虚证

1. 脾胃虚弱

【证候】 入夜啼哭,哭声低弱,面色少华,四肢不温,纳少便溏,舌淡,苔薄,脉细无力,指纹淡。

【治法】 补益心脾,养血安神。

【方药】 归脾丸加减。人参、黄芪、白术、炙甘草、当归、远志、枣仁、茯神、龙眼肉、木香。

本方为心脾二补的代表方,方中人参、黄芪、白术、炙甘草健脾补气,当归补血,远志、酸枣仁、茯神、龙眼肉健脾养心安神;木香行气,使补而不滞。

2. 阴血亏虚

【证候】 夜寐不沉,易醒,醒后多啼哭,面色淡白,口唇爪甲色淡,精神不振,性急躁,舌质淡红,苔薄,脉细,指纹淡。

【治法】 滋阴养血安神。

【方药】 四物汤加减。熟地、白芍、当归、川芎。

方中熟地滋阴养血填精,白芍补血和营,当归补血活血,川芎活血行气。

（四）转归与预后

小儿夜啼一般病程不长,病因比较单纯,治疗及时,辨证准确,施治恰当,且迅速消除病因者,则疗效佳,预后良好。

（五）预防与调护

看护时应保持周围环境安静,检查衣被等有无异物,以免刺伤婴儿的皮肤。如果婴儿啼哭不止,要注意寻找原因并去除,如能排除饥饱、闷热、寒冷、虫咬、尿布浸渍、衣被刺激等,则要进一步做系统检查,以尽早明确诊断。

七、古今医案选读

【医案】

李某,女,3 岁。初诊:2009 年 1 月 20 日。

主诉:夜睡时哭啼不安半年。

病史:2008 年 7 月患眼病,母亲给其滴眼药水,患儿恐惧而拒绝,母亲只好在其睡着时偷偷滴药水,患儿惊醒后哭闹。此后因担心母亲在其睡时点药水而不肯上床睡觉,睡前紧张,入睡困难,睡时磨牙,手攥紧,身体板紧,多梦,易惊醒、醒后哭闹。脑电图检查无异常。就诊时晚 8 点半至 10 点上床,入睡困难,需 2 h,夜间多醒多闹,晨 6 点钟醒,醒后不寐,累计 5~6 h,白天精神不振,无午睡,面色偏黄,胆怯、怕见生人,胃纳一般,时有嗳气,大便干结,小便偏黄。

检查:苔白腻微黄,舌质偏红,脉细。

中医诊断:小儿夜啼。

西医诊断:失眠症。

辨证:肝木偏旺,脾运不足。

治则:平抑肝木,健脾安神。

方药:淮小麦 10 g,甘草 3 g,苦参 5 g,蝉蜕 3 g,僵蚕 6 g,柴胡 6 g,生龙骨 10 g,生牡蛎 10 g,郁金 6 g,石菖蒲 5 g,赤芍 6 g,白芍 6 g,丹参 9 g,焦栀子 6 g,党参 10 g,太子参 15 g,生麦芽 15 g,生地 6 g。

水煎服,每日 1 剂,连服 14 剂,落花安神合剂 3 盒,每晚睡前半小时服 1 支。

二诊(2009 年 2 月 10 日):共服药 8 剂(2 日 1 剂中药),家长让患儿睡前服落花安神合剂 2 支,夜寐有所好转,晚 8 点至 9 点上床,11 点睡着,早上 7 点钟醒,夜睡 8 h,质量好,夜间无哭闹,睡时磨牙、手攥紧,身体板紧等症状明显减轻。白天精神可,玩耍时活泼一点。现入睡难,睡前多动。胃纳可,大便转软,小便黄好转。原方续进 14 剂,落花安神合剂 6 盒,每晚睡前半小时服 2 支以巩固疗效。

按:小儿夜啼指婴幼儿白天能安静入睡,入夜则啼哭不安,或每夜定时啼哭,甚则通宵达旦,本病主要因脾虚、心热、惊恐所致,应当辨证护治。此小儿因恐惧点药水,其母亲又乘其睡觉时偷点眼药水，小儿惊醒，更加恐惧担忧而夜寐不安。此因小儿神气怯弱，元气未充，神经系统发育不够完善，受惊吓后，惊则气乱，"肝主疏泄，调气机"，气机不畅，升发太过，阳不入阴，偏旺之肝木乘脾土，脾运不足，故见入睡困难、睡时磨牙、手攥紧、身体板紧、多梦、易惊醒、醒后哭闹、面色偏黄、大便干结等肝旺脾虚的症状。诊其为小儿夜啼，证属肝木偏旺，脾运不足。

方中淮小麦、甘草、苦参除烦安神，开郁散结，可解除小儿担忧恐惧之感；蝉蜕、僵蚕疏散肝经风热，平肝熄风止痉；柴胡、煅龙牡平肝潜阳；郁金、石菖蒲解郁开窍安神；赤芍、白芍、丹参活血柔肝；焦栀子清肝经湿热，泻火除烦；党参、太子参、生麦芽益气健脾；生地滋阴润肠；再配合昼开夜合的花生叶，与天地相应，共奏平抑肝木、健脾安神之效。

八、西医学研究进展

小儿夜啼属于睡眠障碍的一种，在影响睡眠质量的同时会导致患儿中枢系统以及内分泌等出现紊乱，长此以往会影响患儿正常发育。小儿夜啼多由非疾病因素所致，原因有先天和后天两大类，实验室检测指标无异常，因此西医治疗小儿夜啼方法较为局限，以对症处理为主。而中医在治疗上针对病因，辨证论治。中医治疗方法有内服、外治等方法。特别是外治法，深得医生和家属的认可，临床疗效良好，而且操作方便，依从性好。如：穴位敷贴、推拿、针灸、中药灌肠、艾灸等。

第二章
中医睡眠相关疾病

---

　　20 世纪 80 年代中期以前西医学把失眠仅看成是一种症状,中医学也未予重视,不少人均认为失眠是一种症状或神经衰弱的表现,中医谓之"不寐""不得眠"。20 世纪 80 年代后期,我们从治疗门诊患者的临床实践中逐步发现,当今失眠有的已不是一种症状,而是一种病症,因为社会经济和科学技术发展迅速,人们竞争压力大,情志不悦、精神过劳、惊吓等诱发因素增多。据临床 3 830 例流行病学调查发现,当今失眠症有五大发病因素(即体质因素、精神心理因素、疾病因素、环境因素、药物因素),其中精神心理因素诱发失眠症占 53%～70%。并在临床上逐步发现当今失眠症有"六多六少"的特点(即精神亢奋者多,精神衰弱者少;气血旺盛者多,气血虚弱者少;无外邪感染者多,有外邪感染者少;中壮年人较多,老年人较少;因精神情志因素合并其他躯体疾病或精神疾病者多,单纯因体质因素先天不足精神衰弱者少;实证、虚实夹杂证较多,虚证者较少),从而把失眠与失眠症分开。我们引进了国际通用的 SPIEGEL 量表并进行了改进,增加了量化记分的评价方法,可诊断失眠、失眠症,以及失眠严重程度量化,为大家所公认。另外,要把单纯性失眠症与以失眠为主症并伴有相关躯体疾病和其他精神疾病区分开来,即单纯性精神因素诱发的失眠症,不是因精神心理因素参与的其他慢性病或精神疾病,虽然也归属于睡眠疾病,但在中医辨证论治和处理上是不同的,既要根据失眠的严重程度,又要根据不同夹杂病进行辨证论治加减用药,区别处理,才能有效。

第一节　郁　　病

一、概述

　　郁病是由于素体肝木偏旺,情志不舒,致气机郁滞,脏腑脑神功能失调引起的一类神志疾病。以情绪抑郁、心绪不宁、胸满胀闷、胁肋胀痛,或易哭易怒,或咽中如有异物梗阻等症为主要临床特征。

二、历史沿革

郁病最早见于明代《医学正传》,乃郁滞不得发越之证的总称。

《素问·六元正纪大论》有"木郁""火郁""土郁""金郁""水郁"记载,后世合称五郁。《灵枢·口问》:"悲哀愁忧则心动,心动则五脏六腑皆摇。"《金匮要略·妇人杂病脉证并治》:"妇人脏躁,喜悲伤欲哭,象如神灵所作,数欠伸,甘麦大枣汤主之""妇人咽中如有炙脔,半夏厚朴汤主之"。记载了属于郁病的脏躁及梅核气两种病证,并发现这两种病证多发于女性。

元代《丹溪心法·六郁》提出了气、血、火、食、湿、痰六郁之说,认为郁主要与气机升降失常有关,创立了六郁汤、越鞠丸等相应的治疗方剂。

《古今医统大全·郁证门》曰:"郁为七情不舒,遂成郁结,既郁之久,变病多端。"《景岳全书·郁证》中论述了怒郁、思郁、忧郁三种郁证,认为情志之郁是因郁而病。《临证指南医案·郁》记载的相关病例,均属情志之郁,治以疏肝理气、活血通络、平肝熄风、健脾和胃、清心泻火、益气养阴等法,用药清新灵活,并充分关注精神心理治疗对郁病的重要意义,认为"郁证全在病者能移情易性"。

根据郁病的临床表现及其以情志内伤等特点,西医学的神经衰弱、癔症、更年期综合征、焦虑症、反应性精神病等以郁病为主要临床表现时,可参考本节内容辨证论治。

三、病因病机

本病属情志所伤,与肝木关系最为密切,并涉及心、脾。肝失疏泄,心失所养,脾失健运,脏腑阴阳气血失调是郁病的主要病机。

（一）病因

1. 精神因素　七情过极,愤懑恼怒,肝气郁结等精神因素,均可导致情志失调。使肝失条达,气机不畅,以致肝气郁结而成气郁。因气为血帅,气行则血行,气滞则血瘀,气郁日久,则血液运行不畅而形成血郁。若气郁日久化火,则肝火上炎而形成火郁。津液运行不畅,停聚于脏腑、经络,凝聚成痰,则形成痰郁。郁火耗伤阴血,则可导致肝阴不足。若悲伤过度,则心气受损,神失所藏,脑失所养,亦可成郁。

2. 体质因素　素体肝木偏旺,或体质虚弱,遭遇不幸或忧愁悲哀等情志刺激,以致肝气郁结,损伤心脾,从而发生一系列病变。正如《杂病源流犀烛·诸郁源流》说:"诸郁,脏气病也,其原本于思虑过深,更兼脏气弱,故六郁之病生焉。"说明机体的"脏气弱"是郁病发病的内在因素。

3. 饮食不节 过嗜膏粱厚味，食积不消，损伤脾胃，使脾消磨水谷及运化水湿的功能受损，则形成食郁。若水湿不能运化，水湿内停，则形成湿郁。水湿内聚，凝为痰浊，则形成痰郁。火热伤脾，饮食减少，气血生化乏源，则可导致心脾两虚。

（二）病机

郁病的病因是情志内伤。病机主要为气机郁滞导致肝失疏泄，脾失健运，心失所养，脏腑阴阳气血失调。病位主要在肝，涉及心、脾等。郁病初起，病变以气滞为主，常兼血瘀、化火、痰结、食滞等，多属实证。病久则易由实转虚，随其影响的脏腑及损耗气血阴阳的不同，而形成心、脾、肝、肾亏虚的不同病变。

郁病的预后，一般较好，但因病情不一，预后亦各异。病程短，病情单纯者，治疗收效较快；病程较长，病情复杂者，治疗难以速效。郁病的中医药疗效良好，尤其是结合精神治疗，更能收到显著的疗效。

四、类证鉴别

1. 郁病与癫狂 郁病有精神恍惚、哭笑无常等表现，需与癫狂鉴别。癫狂多发生于青壮年，常常登高而呼，弃衣而走，自知力缺乏，病程迁延日久，一般需借助药物控制，很少自行缓解。

2. 郁病与痴呆 郁病有思维缓慢、表情淡漠等表现，需与痴呆鉴别。痴呆以呆傻愚笨为主，认知功能障碍为主要特征。

3. 郁病与梅核气 虚火喉痹郁病应与梅核气相鉴别。梅核气多见于青中年女性，因情志抑郁而起病，自觉咽中有物梗塞，但无咽痛及吞咽困难，咽中梗塞的感觉与情绪波动有关，在心情愉快、工作繁忙时，症状可减轻或消失，而当心情抑郁或注意力集中于咽部时，则梗塞感觉加重。

五、辨证论治

（一）辨证要点

本病辨证分虚实及受病脏腑与六郁的关系。郁病的发生主要为肝失疏泄，脾失健运，心失所养，依据临床症状，辨明其受病脏腑侧重之差异。郁病以气郁为主要病变，但在治疗时应辨清六郁，一般说来，气郁、血郁、火郁主要关系于肝；食郁、湿郁、痰郁主要关系于脾；而虚证证型则与心的关系最为密切。辨别证候虚实六郁病变，即气郁、血郁、化火、食积、湿滞、痰结均属实，而心、脾、肝的气血或阴精亏虚所导致的证候则属虚。

（二）治疗原则

理气开郁、调畅气机、怡情易性是治疗郁病的基本原则。对于实证,首当理气开郁,并应根据是否兼有血瘀、痰结、湿滞、食积等而分别采用活血、降火、祛痰、化湿、消食等法。虚证则应根据损及的脏腑及气血阴精亏虚的不同情况而补之,或养心安神,或补益心脾,或滋养肝肾。对于虚实夹杂者,则又当视虚实的偏重而虚实兼顾。

（三）辨证分型及治疗

1. 肝气郁结

【证候】 精神抑郁,情绪不宁,胸部满闷,胁肋胀痛,痛无定处,脘闷嗳气,不思饮食,大便不调,苔薄腻,脉弦。

【治法】 疏肝解郁,理气畅中。

【方药】 柴胡疏肝散。

本方由四逆散加川芎、香附、陈皮而成。方中柴胡、香附、枳壳、陈皮疏肝解郁,行气畅中;川芎、芍药、甘草活血止痛,柔肝缓急。

若胁肋胀满疼痛较甚者,可加郁金、青皮、佛手疏肝理气。嗳气频作,脘闷不舒者,可加旋覆花、代赭石、苏梗、法半夏和胃降逆。食滞腹胀者,可加神曲、麦芽、山楂、鸡内金消食化滞。腹胀、腹痛、腹泻者,可加苍术、茯苓、乌药、白豆蔻健脾除湿,温经止痛。胸胁刺痛,舌质有瘀点、瘀斑,可加当归、丹参、郁金、红花活血化瘀。

2. 气郁化火

【证候】 性情急躁易怒,胸胁胀满,口苦而干,或头痛、目赤、耳鸣,或嘈杂反酸,大便秘结,舌质红,苔黄,脉弦数。

【治法】 疏肝解郁,清肝泻火。

【方药】 丹栀逍遥散。

该方以逍遥散疏肝调脾,加入牡丹皮、栀子清肝泻火。

若热势较甚,口苦、大便秘结者,可加龙胆草、大黄泻热通腑。胁肋疼痛、口苦、嘈杂吞酸、嗳气、呕吐者,可加黄连、吴茱萸(即左金丸)清肝泻火,降逆止呕。头痛、目赤、耳鸣者,加菊花、钩藤、刺蒺藜清热平肝。舌红少苔、脉细数者,可去原方中当归、白术、生姜之温燥,酌加生地、麦冬、山药滋阴健脾。

3. 血行郁滞

【证候】 精神抑郁,性情急躁,头痛,失眠,健忘,或胸胁疼痛,或身体某部有发冷或发热感,舌质紫暗,或有瘀点、瘀斑,脉弦或涩。

【治法】 活血化瘀,理气解郁。

【方药】 血府逐瘀汤。

本方由四逆散合桃红四物汤加味而成。四逆散疏肝解郁,桃红四物汤活血化瘀而兼有养血作用,配伍桔梗、牛膝理气活血,调和升降。

4. 痰气郁结

【证候】　精神抑郁,胸部闷塞,胁肋胀满,咽中如有物梗塞,吞之不下,咯之不出,苔白腻,脉弦滑。

【治法】　行气开郁,化痰散结。

【方药】　半夏厚朴汤。

本方用厚朴、紫苏理气宽胸,开郁畅中;半夏、茯苓、生姜化痰散结,和胃降逆,合用有辛香散结、行气开郁、降逆化痰的作用。

若兼胸痞闷、嗳气、苔腻者,加香附、佛手片、苍术理气除湿;烦躁、舌红、苔黄者,加竹茹、瓜蒌、黄芩、黄连清化痰热;有瘀血征象,胸胁刺痛,舌质紫暗或有瘀点、瘀斑,脉涩者,加郁金、丹参、降香、姜黄活血化瘀。

5. 心神失养

【证候】　精神恍惚,心神不宁,多疑易惊,悲忧善哭,喜怒无常,或时时欠伸,或手舞足蹈,骂詈喊叫,舌质淡,脉弦。

【治法】　甘润缓急,养心安神。

【方药】　甘麦大枣汤。

方中甘草甘润缓急;小麦味甘微寒,补益心气;大枣益脾养血。

若见手足蠕动或抽搐者,加当归、生地、珍珠母、钩藤养血熄风;躁扰、失眠者,加酸枣仁、柏子仁、茯神、制首乌等养心安神;喘促气逆者,可合五磨饮子开郁散结,理气降逆。

6. 心脾两虚

【证候】　多思善疑,头晕神疲,心悸胆怯,失眠,健忘,纳差,面色不华,舌质淡,苔薄白,脉细。

【治法】　健脾养心,补益气血。

【方药】　归脾汤。

本方用党参、茯苓、白术、甘草、黄芪、当归、龙眼肉等益气健脾生血;酸枣仁、远志、茯苓养心安神;木香理气,使整个处方补而不滞。

若心胸郁闷,情志不舒,加郁金、佛手片理气开郁;头痛加川芎、白芷活血祛风而止痛。

7. 心阴亏虚

【证候】　情绪不宁,心悸,健忘,失眠,多梦,五心烦热,盗汗,口咽干燥,舌红少津,脉细数。

【治法】　滋阴养血,补心安神。

【方药】　天王补心丹。

方中以地黄、天冬、麦冬、玄参滋补心阴,人参、茯苓、五味子、当归益气养血,柏子仁、酸枣仁、远志、丹参养心安神。

若见心烦失眠，多梦遗精者，可合交泰丸（黄连、肉桂）交通心肾；遗精较频者，可加芡实、莲须、金樱子补肾固涩。

8. 肝阴亏虚

【证候】 情绪不宁，急躁易怒，眩晕，耳鸣，目干畏光，视物不明，或头痛且胀，面红目赤，舌干红，脉弦细或数。

【治法】 滋养阴精，补益肝肾。

【方药】 滋水清肝饮。

本方由六味地黄丸合丹栀逍遥散加减而成，以六味地黄丸补益肝肾之阴，而以丹栀逍遥散疏肝解郁，清热泻火。

若头痛、眩晕、面时潮红，或筋惕肉𥄧者，加白蒺藜、草决明、钩藤、石决明平肝潜阳，柔润熄风；虚火较甚，表现低热，手足心热者，可加银柴胡、白薇、麦冬以清虚热；月经不调者，可加香附、泽兰、益母草理气开郁，活血调经。

（四）其他疗法

1. **针灸疗法** ① 治则：疏肝理气、宁心安神。② 处方：内关、神门、后溪、三阴交、百会、膻中等。③ 操作：所有腧穴常规针刺，注意针刺的方向、角度和深度。患者处于安静状态下治疗为佳，并结合语言暗示、诱导，对控制发作、解除症状，常能收到良好效果。

2. **药膳疗法** 日常生活中，郁病患者可配合饮食上的调理或药膳，比如金针菜骨头汤、百合莲子羹、玫瑰花茶等，方法简单安全。

3. **心理疏导** 除药物治疗外，精神治疗对郁病有极为重要的作用。解除致病原因，使患者正确认识和对待自己的疾病，增强治愈疾病的信心，可以促进郁病好转、痊愈。

4. **运动疗法** 适当增加运动，比如慢跑、太极拳、八段锦、瑜伽等，可放松身心，提高内省力，改善情绪。

5. **其他疗法** 音乐、香薰疗法等可怡情易性，调节情志。

（五）转归与预后

郁病具有高复发性，但一般预后良好。针对具体情况，解除致病因素，对本病的预后有重要作用。病情反复或波动，易使病情迁延。病程较短，而致病因素可以解除者，通常可以治愈；病程较长，而致病因素难以解除者，往往需要治疗较长时间才能收到满意效果。郁病各证候之间存在着一定的联系。属于实证的肝气郁结、血行郁滞、痰气郁结等证候，病久之后，若损伤心脾，气血不足，则可转化为心脾两虚或心阴亏虚；若损及肝肾，阴精亏虚，则转化为肝肾阴虚的证候。实证中的气郁化火一证，由于火热伤阴而多转化为阴虚火旺。郁证中的虚证,可以由实证病久转化而来,也可以由于忧思郁怒,情志过极等精神因素耗伤脏腑的气血阴精,而在发病初期即出现比较明显的虚证。病程较长的患者,亦有虚实互见的情况。一方面正气不足,或表现为气血不足,或表现为阴精亏虚,同时又伴有气滞、血瘀、痰结、火郁等病变,而成为虚实夹杂之证。

（六）预防与调护

正确对待各种事物,避免忧思郁虑,防止情志内伤,是防治郁病的重要措施。医务人员深入了解病史,详细进行检查,用诚恳、关怀、同情、耐心的态度对待患者,取得患者的充分信任,在郁病的治疗及护理中具有重要作用。对郁病患者,应作好精神治疗的工作,使患者能正确认识和对待疾病,增强治愈疾病的信心,尽快解除致病因素,以促进郁病的完全治愈。

六、古今医案选读

【医案】

张某,女,49岁。初诊：2014年2月18日。

主诉：失眠3余年伴情绪低落半年。

病史：3年前因工作压力大精神紧张后发病。2年来长服氯硝西泮片,每晚1次,每次1片,寐6~7 h,不服不眠。近半年因兴趣减退,活动减少自服盐酸氟西汀分散片,每日1次,每次1片,症状有所减轻。白天疲劳乏力,面色无华,色斑沉着,脱发,口干。

检查：舌微暗红,苔薄微黄,脉细。血压110/80 mmHg。

中医诊断：不寐,郁病。

西医诊断：失眠症,抑郁症。

辨证：肝郁气滞,肾气不足。

治则：疏肝解郁,活血益肾,清热安神。

处方：桑叶15 g,菊花15 g,天麻20 g,钩藤15 g(后下),蝉蜕9 g,葛根30 g,夜交藤30 g,川芎15 g,柴胡10 g,煅龙骨30 g,郁金15 g,石菖蒲10 g,焦栀子15 g,地骨皮10 g,制首乌15 g,合欢皮30 g。

14剂,水煎服,1日1剂。

二诊(2014年4月14日)：上药一直服用至今,已改服氯硝西泮片,每晚1次,每次1/2片,盐酸氟西汀分散片,隔日1次,每次1片,寐6~7 h,白天精神可,大便偏干,舌微暗红,苔薄微黄,脉细。效不更方,前方加生地。

三诊(2014年6月23日)：中药未间断,氯硝西泮片,每晚1次,每次1/3片,寐5~

6 h,盐酸氟西汀分散片,3 日服 1 粒,大便仍偏干,二日一行,前方加用生地以养阴润肠通便。

按:《素问·上古天真论》云:"阳气衰竭于上,面焦,发鬓颁白;七八肝气衰,筋不能动,天癸竭,精少,肾藏衰,形体皆极。"这是由于人进入更年期时,若素体较弱,又兼有精神或其他因素影响,一时不能适应这种变化,就可出现一系列肾虚、肝郁、阴阳平衡失调的证候。治疗上以肝郁为标,肾虚为本,采用标本兼治法,疗效较好。

第二节　百合病(情志病)

一、概述

百合病是因情志不舒,郁而化热,或热病伤阴,余热未尽及所致心肺阴虚、心神涣散的一种形神失和的神志病证。以神情恍惚,坐卧不宁,或沉默少言,欲睡不能眠,欲行不能走,或时有幻觉,时而纳食正常,时而又不欲饮食,时寒时热,时有口苦、尿黄、脉数等为主要临床特征。

二、历史沿革

百合病之名出自《金匮要略·百合狐惑阴阳毒病脉证治》,曰:"百合病者,百脉一宗,悉致其病也。意欲食复不能食,常默默。欲卧不能卧,欲行不能行,饮食或有美时,或有不欲闻食臭时,如寒无寒,如热无热,口苦……如有神灵者……"

《金匮要略心典》曰:"悉致其病,则无之非病矣。然详其证,意欲食矣,而复不能食,常默然静矣,而又躁不得卧,饮食或有美时矣,而复有不用闻食臭时,如有寒如有热矣,而又不见为寒,不见为热,诸药不能治,得药则剧吐利矣,而又身形如和,全是恍惚去来,不可为凭之象。惟口苦、小便赤、脉微数,则其常也。"

西医学的神经功能紊乱、某些脑器质性精神障碍及更年期综合征等,可参考本节内容辨证论治。

三、病因病机

百合病多继发于情志不舒,或急性热病、中毒、脑部疾患等病之后,因余邪未尽,阴液亏损,化热扰神,气血失调,神志失养,而致形神失和。百合病有原发和继发两类,两者相互关联,相互影响。

四、类证鉴别

1. 百合病与不寐　详见"不寐"。

2. 百合病与脏躁　百合病以沉默少言,欲卧不能卧,欲行不能行等饮食、行为、感觉失调为特点,属形神失和的神志疾病。脏躁是妇人喜悲伤欲哭,不能自控之情绪异常为主症,多发生于更年期女性。其病位、病性、主症不同,易鉴别。

五、辨证论治

(一)辨证要点

百合病亦可辨阴阳虚实。除精神恍惚,不能自主等主症外,兼口苦,尿黄,脉微数等病证特征,虚实夹杂。

(二)治疗原则

本病以养阴润肺、滋阴清热、宁神安神为治疗原则。

(三)辨证分型及治疗

1. 心肺阴虚

【证候】　热病之后或因情志不遂而见沉默少言,或睡不能眠,欲行不能走,时而胃纳不佳,时觉畏寒,时觉发热,口苦尿赤等。舌红少苔,脉细数无力。

【治法】　养阴宁神。

【方药】　百合地黄汤。

若虚烦不安者,加鸡子黄。

2. 痰热内扰

【证候】　精神行动、饮食皆失常态,头痛而胀,心中懊侬,卧寝不安,面红,舌尖红苔薄黄微腻,脉滑数。

【治法】　清化痰热。

【方药】　黄连温胆汤加减。

若头痛者加菊花,热盛伤阴者加百合、生地。

3. 阴虚内热

【证候】　除心肺阴虚证症状外,还可见口苦,心烦,尿黄,舌红嫩少苔或舌红而燥,苔薄黄,脉数。

【治法】　滋阴清热。

【方药】 百合知母汤。

若小便短赤而涩,加滑石;呃逆,加代赭石;心烦不寐,加牡蛎。

（四）其他疗法

1. 针灸疗法 ① 治则:安神定魂,清热养阴。② 处方:百会、神门、四神聪、内关、魄门、心俞、肺俞。③ 操作:所有腧穴常规针刺,注意针刺的方向、角度和深度,每次留针20～30 min,平补平泻,以患者处于安静状态下治疗为佳。

2. 心理疗法 百合病治疗时除中药、针灸外,可适当辅以人文关怀等中医心理疗法,方能获得更好疗效。

3. 百合洗方 百合病阴虚内热症见烦渴者,可用百合500 g,煮沸微温后,用此水浸洗身体,有清热润燥之效(《金匮要略》)。

（五）转归与预后

百合病有虚实证候的转化,具有多迁延,易复发的特点,如治疗得当,一般预后良好。

（六）预防与调护

情志不悦是百合病主要发病因素,且具有"其证或未病而预见"之发病特点,平时应尽量心情舒畅、恬淡宁静,提高心理素养,切忌抑郁、暴怒,合理安排作息时间,避免过度劳心伤神。百合病另一发病因素是热病伤阴,平时应多食滋阴生津清热除烦之食品,如百会、绿豆、莲子、丝瓜、西瓜、苹果、梨、柑、柿等,忌多食辛辣刺激之品如葱、姜、辣椒、茴香之类。

六、古今医案选读

【医案】

张某,女,45 岁。初诊:2012 年 10 月 4 日。

主诉:心悸不舒半年,加重 2 周。

病史:半年前因同事关系紧张,进而出现自觉乏力、胸闷心悸、头晕,不能正常工作而就诊。时而神情恍惚,心烦懊恼,坐卧不宁,或沉默懒言,时有幻觉,时寒时热,纳呆食少。口苦、尿黄。

检查:舌红苔薄根微黄,脉数。血压 130/80 mmHg。

中医诊断:百合病。

西医诊断:心脏神经症。

辨证:心阴亏虚,神志失养。

治则：滋阴清热，宁心安神。

处方：百合地黄汤加减。百合 30 g，生地 15 g，沙参 15 g，麦冬 15 g，当归 10 g，丹参 30 g，黄芪 30 g，炙甘草 3 g，桂枝 6 g，夜交藤 30 g。

14 剂，水煎服，1 日 1 剂。

二诊（2012 年 10 月 18 日）：乏力、胸闷心悸、头晕、幻觉、时寒时热、口苦、尿黄明显改善，纳增。守上方随月经来潮略事加减出入，每日 1 剂，连服 28 日。

三诊（2012 年 11 月 15 日）：诸证基本平复，一切正常。嘱其劳逸结合，适度锻炼，学会与人沟通技巧以逐步提高心理素养。

按：其病因情志不舒，阴液亏损，气血阴阳失调，神志失养所致。在治疗上宜采用滋阴清火、培补心血、宁心安神之法。辨证与辨病相结合，抓住主证。采用百合地黄汤加减治疗百合病，疗效颇佳。

第三节　不宁腿综合征

一、概述

不宁腿综合征，是指小腿深部于休息时出现难以忍受的不适，运动、按摩可暂时缓解的一种综合征。中医亦可称为"腿风""胫酸""腿挛急"等，归为"痉病""痹病"的范畴，痉病古代亦称瘛疭、抽搐、抽风、反折。

二、历史沿革

《张氏医通·瘛疭》云："瘛者，筋脉拘急也；疭者，筋脉弛纵也，俗谓之抽。"《温病条辨·痉病瘛病总论》又说："痉者，强直之谓，后人所谓角弓反张，古人所谓痉也。瘛者，蠕动引缩之谓，后人所谓抽掣、搐搦，古人所谓瘛也。"可见其讨论的是全身或局部肌肉强直性或阵发性抽搐发作的病证。明代薛己在《内科摘要》中这样描述："夜间少寐，足内酸热。若酿久不寐，腿内亦然，且兼腿内筋似有抽缩意，致二腿左右频移，辗转不安，必至倦极方寐。"说明不宁腿综合征往往与失眠相伴发。

本病相当于西医的"不安腿综合征""睡眠中周期性腿动"。

三、目前流行病学状况

不宁腿综合征的发病率全世界各地区有很大差异，欧洲、北美地区为 7.2%～11.5%，日本为5%，韩国为12.1%。国内关于本病的研究相对较少。本病各年龄层的发病率也不一致，老年人发病更多，大连医科大学第一临床学院体检中心对996位老年人进行流调后得出本病患病率为3.52%。

四、病因病机

本病与外感风寒湿热之邪和人体正气不足有关。风寒湿等邪气，在人体卫气虚弱时容易侵入人体而致病。汗出当风、坐卧湿地、涉水冒雨等，均可使风寒湿等邪气侵入机体经络，留于关节，导致经脉气血闭阻不通，不通则痛。病理属性虚实夹杂，以气阴、气血亏虚为本，瘀血、火热、痰湿为标，病理属性虚实夹杂，其中尤以瘀血多见，血脉受邪，气血闭阻不通，出现麻木、酸楚、疼痛等症。其症突出特点为睡眠或安静时加重，此为郁滞不通的体现。血脉阻滞，气血、营卫及阳气皆运行失调，睡眠及静止时郁滞弥甚，诸症加重，动则血脉暂通而症减。

（一）病因

1. **外邪侵袭**　以风寒湿多见，尤以湿邪为著。如《临证指南医案》中说："至虚之处，便是容邪之处"，内外合邪，正虚邪恋，或因气血阴液不足，形体不濡，或为邪气扰乱，阻滞气血，虚实两端，均可致筋脉失养而发为本病。

2. **禀赋不足**　先天禀赋不足主要指肝肾亏虚。不宁腿病见于筋脉而内应于肝肾筋脉之病，病位偏于在里，故见症从肌肉甚或骨髓而发。章潢《图书编·肝脏说》谓："肝亏则筋急。"《中藏经》说："肾生病则腿筋痛。"故本病虽外见于筋脉，而实则内应于肝肾。故禀赋不足，肝肾亏虚，亦可致本病发生。

3. **劳逸失调**　劳累过度易劳筋伤髓。但不仅过劳易伤正气，过逸同样有所贻害。因为生命在于运动，若长期不运动、不锻炼，容易使气血运行迟缓，不荣于筋。

4. **久病体虚**　久病而致体虚血少，引起肝血不足，且局部经气不利，筋脉失于濡养，故而出现辗转难以入眠、腿动不安等诸症。

5. **情志失和**　心主神明，如若情志失和，则易损伤心神，致使形神不和，形体不适扰乱心神，故肢体不宁、卧而不得眠。

（二）病机

本病以感觉异常为先，继之有强烈活动的欲望，表现为心烦急躁，坐立不安，至夜难以入睡等症状，此为心神不宁、形神失和的体现。总之，本病病位在筋脉，所涉脏腑主要为肝、肾，兼及心。证候表现为虚实夹杂，实即瘀血、湿热、痰热、痰瘀等病理因素，虚在阴液亏虚，气血不足。筋脉失养为最终发病环节。

五、类证鉴别

1. 静坐不能症　多为长期使用抗精神疾病药物和安定类药物患者所出现的不良反应,有时即便少量使用也会出现,患者常主诉自己焦虑不安,腿脚不能着地,严重的患者常反复站立,来回走动,症状表现夜间比白天明显。使用抗焦虑药物治疗有效。

2. 下肢疼痛足趾运动症　下肢和足部疼痛,伴有不适感,足趾出现特征性的不随意运动,一侧肢体或者两侧肢体均可以出现,这种患者下肢可出现异常性疼痛,常持续存在。下肢的不随意运动主要表现为足趾的伸曲和内外旋转、足关节的屈伸,与不安腿综合征疼痛的性质、特点不同。常见于跟痛症、腰痛、坐骨神经痛等脊髓和神经末梢疾病。

3. 肢端感觉异常　夜间睡眠中手指和足趾出现麻木,针刺般的疼痛,由于疼痛而经常觉醒。成年女性多见。好发于下肢的末端。不宁腿综合征发生于肢体而非末端。

六、辨证论治

(一)辨证要点

本病当先辨虚实,气、阴、血亏虚以及湿、热、痰、瘀均可为本病的致病因素。辨证施治时首先应分辨是虚证还是实证,再辨致病因素。如夜间及静止时症状显著且时有刺痛,按摩、活动后减轻,则为血瘀;缠绵难愈,或重浊酸沉,或麻木胀痛,莫可名状,则是湿热的特点;皮肤干燥、口干,自汗或盗汗,则是气阴两虚的表现;肌肤麻木不仁则可能是血虚等。

(二)治疗原则

根据"筋脉失于濡养,不荣则痛或筋脉痹阻,不通则痛"这一共性病机特点,治疗总则概括为濡养筋脉和疏通筋络。实证祛邪兼舒筋通络,虚证补益兼濡养筋脉。

(三)辨证分型及治疗

1. 气血亏虚证
【证候】　休息时腿部不适,活动后可缓解。神疲乏力,面色少华,心悸气短,头晕眼花,甚至动辄汗出,舌淡,苔薄白,脉沉细。
【治法】　益气养血,通络止痉。
【方药】　补中益气汤加麦冬、五味子,酒炒黑黄柏少许。

2. 瘀血阻络
【证候】　夜寐不安,时时欲坐起,坐未稳又欲睡,一夜反复不宁,重者满床乱滚。面色晦暗,肌肤甲错,舌暗,有瘀斑,苔薄白,脉细涩。

【治法】 活血化瘀,宁心安神。

【方药】 血府逐瘀汤或桃红四物汤加生黄芪、鸡血藤、甘草。

3. 湿邪痹阻

【证候】 腿部胀、重、紧,肢体深部有难以名状的不舒服感觉,若病程日久易出现酸痛麻木,昼轻夜重。舌淡胖,边有齿痕,苔白腻,脉滑。

【治法】 祛湿通络。

【方药】 三仁汤加味、木瓜汤加减、四妙丸加减。

4. 肝血虚

【证候】 眩晕耳鸣,双目干涩,下肢可有关节活动不利、皮肤干燥,手足震颤。舌淡,苔白,脉弦细。

【治法】 养肝补血,熄风通络。

【方药】 芍药甘草汤加祛风通络养血柔肝之药如延胡索、黄芪、桂枝、防风、木瓜、怀牛膝、当归、丹参、生地、酸枣仁、当归尾、鸡血藤、丝瓜络等随症加减。

（四）其他疗法

1. 针刺治疗 毫针刺法。主穴取风市、百会、四神聪、风池、神门、血海、足三里、阳陵泉、委中、承山、行间、内关。其中气血瘀滞、寒湿痹阻加局部阿是穴,肝肾亏虚者加肾俞、命门另配灸法。主穴以1.5～2寸毫针刺入1～1.5寸深,行提插捻转泻法为主。

2. 推拿 按揉背部膀胱经线路,点按肝俞、脾俞、肾俞;沿膀胱经路线自上而下按压大腿后侧,分别点按承扶、殷门、委中三穴;沿膀胱经走向按压患者小腿后侧至足跟,点按承山、承筋穴;沿膀胱经路线行掌推法至足跟部3～5遍,再叩击腿部后侧;按揉上腿胆经线路,点按环跳、风市、阳陵泉、足三里、丰隆穴;按揉下腿内侧,点按三阴交、太溪穴;按揉股四头肌区域,点按血海、梁丘穴;持续点按气冲穴15 s,松开后以双下肢有热感为宜。

（五）转归与预后

本病若是早发现,同时基于正确而恰当的辨证施治,经中医药治疗,疗效较佳,预后良好。少部分重症患者需服用抗惊厥、镇静药物控制。

（六）预防与调护

（1）有糖尿病、高脂血症等基础疾病的患者应注意调控血糖、血脂以避免诱发本病。

（2）保持良好的心态。情绪改变与本病发病有一定关系,平时应注意调节情绪,避免精神刺激。

（3）有本病病史者要避免发病诱因,如双下肢要注意防寒保暖,避免潮湿,忌吃油腻刺激性食物等。

（4）心理上，帮助患者安定情绪，树立信心。必要时可以采取暗示疗法，对患者的心理施加影响，达到改变其行为的目的。平时可于临睡前用热水洗脚或热敷小腿部。白天可安排适当活动，如散步、打太极拳等，改善血流循环，促进机体康复。

七、古今医案选读

【医案】

张某，女，46岁。初诊：2018年10月22日。

主诉：反复失眠8年，加重5年。

患者8年前因生气后出现失眠，表现为入睡困难，自服助眠药物后效果仍不佳。入睡困难伴双小腿自觉热，下肢酸痛不适，无处安放，下地活动或用手揉搓后稍好转，伴有心烦易怒，面部烘热，眼睛干涩，咽干，咽中如有异物感，月经周期及经量、色可，经前小腹刺痛。舌质暗、苔薄黄、脉弦细。

辅助检查：血常规、肌电图、下肢动静脉未见异常。

中医诊断：不寐病。

西医诊断：不宁腿综合征。

辨证：肝血虚证兼血瘀。

方药：鸡血藤30 g，桑寄生20 g，川芎、熟地黄、醋龟甲、瓜蒌、木瓜、牛膝、夏枯草、黄芩、栀子、白芍各15 g，川楝子12 g，炙甘草、当归各10 g。上方7剂，水煎服。

二诊：患者1周后复诊，经上治疗症状减轻，失眠症状好转，睡眠时间约5 h，双下肢酸痛不适感减轻，现症主要为眼干不适，舌质红、苔薄黄、脉弦。予上方基础上加枸杞子、女贞子、柴胡以养肝疏肝明目，续服半个月。

三诊：1个月后随访，患者自诉双小腿不适症状已明显好转，入睡正常，平素无不适症状，但过度劳累后偶有双小腿酸痛不适感。

按：患者起病属情志失调，肝气不舒，而化火，火扰心神，导致失眠；久病入络，伤阴，阴血不足，脉道滞涩，血液运行不畅，导致血瘀；肝主筋，肝阴不足，筋脉失养，则下肢酸痛不适，夜间营阴不足，阴虚不能纳阳，故夜间加重；用手揉搓后，气血通畅，症状稍减。眼睛干涩，咽干，心烦易怒均为肝阴血不足，内扰心神所致。故以通经活络止痛、滋阴清热养血为基本治法。该方以鸡血藤为君药，既能行血又能补血，兼以舒筋活络，当归与之相配活血通经；白芍养血和营而通血痹，与炙甘草配合，柔筋缓急止痛；木瓜舒筋活络止痛；牛膝引药下行，与桑寄生合用又能补肝肾、强筋壮骨；川芎、熟地补血行血，龟甲滋阴潜阳，养血益肾，为滋阴要药；黄芩、栀子、川楝子、夏枯草清热、除烦。

八、西医学研究进展

原发性不宁腿综合征,此病 55%～92% 的患者有家族史,大部分符合常染色体显性遗传,可疑基因定位于 9p、12q、14q 位点上。继发性的多由以下原因引起:① 缺乏营养;② 继发于某些疾病;③ 妊娠;④ 药物影响。本病的发病机制尚不清楚,可能有:① 原发于中枢系统疾病;② 与中枢神经系统多巴胺能系统功能障碍有关,多巴胺对神经元的损害不在黑质-纹状体系统,可能发生于其他部位的多巴胺能系统;③ 铁缺乏;④ 各种原因导致脊髓上位神经元抑制功能障碍;⑤ 中枢神经系统内源性阿片类物质释放增多。

本病治疗分为药物治疗和非药物治疗。药物治疗首选多巴胺受体激动剂,此类药物半衰期长,无需半夜给药,睡前 2 h 给药最佳,且耐受性较佳,较少出现并发症。其他如非麦角类多巴胺受体激动药(普拉克索、罗匹尼罗),麦角类多巴胺受体激动药(溴隐亭、卡麦角林);复方多巴胺制剂、阿片类制剂、抗癫痫药、铁剂、苯二氮䓬类药也有一定作用。非药物治疗包括去除病因、注意睡眠卫生、高压氧舱、松弛疗法、认知行为疗法、热水浴、腿部按摩等。

第四节　健　　忘

一、概述

健忘是指记忆力减退、遇事易忘的一种病证,亦称"喜忘""善忘""多忘"等。本病与生性迟钝、天资不足者不同。

二、历史沿革

历代文献中关于健忘相关名称很多,如喜忘、善忘、忘误、多忘、谬忘、眩忘、好忘等。以往认为健忘首次出现在《太平圣惠方》,查阅文献发现在《备急千金要方》《千金翼方》《华佗中藏经》已有记载,"健忘"在公元 208 年前已经出现。陈无择在《三因极一病证方论》中首次对健忘的内涵进行了阐述:"尽心力思量不来""常常喜忘,谓之健忘"。健忘,健为副词,作非常讲。严用和后来在《严氏济生方·惊悸怔忡健忘门》沿用了陈言关于健忘的定义"夫健忘者,常常喜忘是也"。以病名解释病名有一定的局限,到明朝定义才相对完善。龚廷贤《寿世保元》曰:"夫健忘者,陡然而忘其事也,尽心力思量不来,为事有始无终,言谈不知首尾。"后者增加了生动的临床表现形式,贴合临床实际。值得提出的是日本医家汤本求真在《皇汉医学》引用中山田正珍的话说："喜忘者,谓数忘也。"对健忘定义做出了另外一种解释。

《诸病源候论》中提道："多忘者,心虚也。心主血脉而藏于神。若风邪乘于血气,使阴阳不和,时相并隔,乍虚乍实,血气相乱,致心神虚损而多忘。"《普济方·心健忘》记载:"夫健忘之病,本于心虚,血气衰少,精神昏愦,故志动乱而多忘也。"若有热有火,心神被扰,亦不能与肾相交,如《素问·五常政大论》曰:"太阳司天,寒气下临,心气上从,热气妄行,善忘。"可见古代医家已认识到心藏神,乃是其主血脉的功能,若心气、心血亏虚,神不能藏,自然健忘。

唐代孙思邈《备急千金要方》认为健忘的病机其一为心血亏虚:"治健忘方:天门冬、远志、茯苓、干地黄,上四味等分",治疗上运用一些补益心血的药物组成方剂。其二为胃中积热:"关上脉微浮,积热在胃中,呕吐蛔虫,心健忘。"《千金翼方》认为健忘的病机有三个方面:心气虚;虚热,心风;年老自然发展。唐代王焘《外台秘要》记载健忘的病机体现在两个方面:一是肾虚:"健忘,肾气不理,五脏风虚,并悉疗之方。""广济疗口干数饮水,腰脚弱,膝冷,小便数,用心力即烦闷健忘方。"条文中可看到"肾气不理""腰脚弱"等肾虚相关词语以及牛膝、狗脊、菟丝子、鹿角胶、生地黄等补肾强骨药物,从辨证和制方来看都认为和肾虚密切相关。二是热盛伤津:"必效练中丸……口干,唾涕稠黏,眼涩……大小便涩……热冲……耳鸣,弥至健忘。""广济疗热风头旋……又疗头面热风,头旋眼涩。项筋急强……健忘方。"据条文中症状及药物的运用(大黄、朴硝、苦参等)来看两者共同点为热盛伤津。关于热盛伤津方面,《伤寒指掌》提出"阴亏热盛,元神耗散",热盛伤及人体元神,而元神之府在于脑。后世医家如清代赵术堂《医学指归·心包络经第九》"诸热瞀……健忘……"。由此可知热邪过于强盛,伤津耗液的同时也伤人元神,影响脑的功能,可间接导致健忘的发生。

元代《丹溪心法》中提道:"健忘由精神短少者多,亦有痰者。"明代《医林绳墨》记载:"有问事不知首尾,作事忽略而不记者,此因痰迷心窍也……宜开导其痰。"清代陈士铎《辨证录》云:"人有气郁不舒,忽忽如有所失,止前之事竟不记忆,一如老人之善忘,此乃肝气之滞,非心肾之虚耗也。"陈士铎《石室秘录》言:"痰气最盛,呆气最深。"痰浊、瘀血等病理产物或直接损害心肾的功能,或妨碍营卫运行道路,痹阻心脑,发为健忘。

三、目前流行病学状况

健忘的症状与轻度认知功能障碍类似,故可参考轻度认知功能障碍的流行病学状况。轻度认知功能障碍患病率随年龄段的增高而呈递增趋势:60～64 岁为 6.7%,65～69 岁为 8.4%,70～74 岁为 10.1%,75～79 岁为 14.8%,80～84 岁为 25.2%,和年龄匹配的对照组相比,轻度认知功能障碍进展为痴呆的风险较高:通过对 65 岁以上轻度认知功能障碍老年人群随访 2 年发现,累计的痴呆患病率为 14.9％。

四、病因病机

健忘的病因大致可分为虚实两类,因心脾亏虚、气血衰少或肾精欠充、不能上承者为虚,多见于久病或衰老之人,忧思劳虑过度,损伤心脾气血,久病肾虚或房劳伤肾,肾精亏耗,不能上济于心,脑海不充,发为健忘,多缓慢逐渐发展而成;因热病、痰瘀或脑外伤、药物因素所致者多为实,风寒或温热之邪乘于血气,阳明蓄血,或痰瘀湿浊,痹阻清窍,令人神乱而健忘,多突然发生。

1. 心脾两亏　心藏神志,脾志为思,若思虑过度,或劳心伤神,致心脾两亏。脾虚则气血无生化之源,气血两虚则心失所养,神不守舍,而成健忘。如《三因极一病证方论·健忘证治》中说:"脾主意与思,意者记所往事,思则兼心之所为也……今脾受病,则意舍不清,心神不宁,使人健忘,尽心力思量不来者,是也。"

2. 心肾不交　大病久病,机体亏损,或遗精、滑泄,起居失节,阴精暗耗,肾阴亏虚,不能上承于心,心火独亢,无以下交于肾,心肾不交则健忘。《辨证录》中曾有这样的记载:"肾水资于心,则智慧生生不息;心火资于肾,则智慧生生无穷……两不相交,则势必致而相忘矣。"

3. 髓海空虚　肾藏精生髓,上通于脑。脑为元神之府,精髓之海。年迈之人,肾精自亏,不能上充于脑,髓海空虚,神明失聪,则健忘。《类证治裁·杂病》篇曰:"老人健忘者,脑渐空也。"

4. 痰瘀痹阻　喜食肥甘,聚湿生痰;脾失健运,痰浊内生;情志不畅,肝郁化火,炼液为痰;痰浊上犯,心神被扰,则有健忘。痰浊阻滞,血行不畅,则痰瘀互结;肝失疏泄,气机不畅,则瘀血内停,脑被阻,神失所养,使人健忘。

五、类证鉴别

1. 与痴呆相鉴别　痴呆是以神情呆滞,或神志恍惚,不知前事或问事不知为主要表现,而健忘是指记忆力差、遇事善忘的病证,但神识如常,明晓事理,善忘而告知可知晓,与痴呆有根本区别,痴呆根本不晓前事,而健忘是晓其事却易忘。当然健忘可以是痴呆的早期临床表现,只是程度不同。

2. 与器质性健忘相鉴别　临床表现可见记忆力差、遇事善忘,但此类健忘主要是由大脑皮层记忆神经损伤后引起,包括脑肿瘤、脑外伤、脑炎,以及某些全身性严重疾病,如内分泌功能障碍、营养不良、慢性中毒等损伤大脑后导致的健忘。与本节所讲的功能性健忘有本质区别。

六、辨证论治

（一）辨证要点

中医认为记忆的过程主要在于心肾的相交,而脾居中,为其枢纽,唐容川谓:"肾生髓,化为脑;所以不忘,赖此记性……盖心火阳光如照相之镜也,脑髓阴汁如留影之药也,光照于阳而形附于阴。"所以记忆的过程需要心肾功能的正常发挥,无论是心肾本身的问题还是由于中间环节出现障碍都会导致记忆问题,故论治健忘都围绕着心、肾及其相交的关系展开,关键在于分清虚实正邪。

（二）治疗原则

本病虚多实少,治疗宜遵循虚则补之、实则泻之的原则,侧重补虚为主。气血亏虚者,以补益心脾,增生化之源。精虚髓少者,补肾填精而立法。若为痰火实证,以化痰泄浊、活血化瘀为法。也可虚实兼顾。

（三）辨证分型及治疗

1. 心脾不足证

【证候】 健忘失眠,心悸神倦,纳呆气短,脘腹胀满,舌淡,脉细弱。

【治法】 补益心脾。

【方药】 归脾汤加减。白术、茯神、黄芪、龙眼肉、酸枣仁、人参、木香、炙甘草、当归、远志、生姜、大枣。

方中四君子汤补气健脾,使脾胃强健,则气血自出,气能统血;当归补血汤补气生血,使气固血充;龙眼肉、酸枣仁、远志养心安神,木香理气醒脾,使补而不滞,均为佐药;生姜、大枣调和营卫,为使药。诸药合用,共奏益气健脾、补血养心之效。《灵枢·决气》曰:"中焦受气取汁,变化而赤,是谓血",补脾气即所以养心血也。脾统血,脾气健旺则能统血摄血,血自归脾,故名之曰"归脾汤"。若严重失眠,加龙骨、磁石,重镇安神;血崩有寒者,加炮姜、艾叶、血余炭以温中止血;崩漏不止,症情较重,去当归、木香,加升麻、赤石脂以固涩升提;月经淋漓不止,加山茱萸、五味子以养肝收涩止血,升麻、赤石脂以固涩升提。

2. 肾精亏耗证

【证候】 健忘,形体疲惫,腰酸腿软,头晕耳鸣,遗精早泄,五心烦热,舌红,脉细数。

【治法】 填精补髓。

【方药】 河车大造丸加减。紫河车、熟地黄、天冬、麦冬、杜仲、牛膝、黄柏、龟甲、蜂蜜。

方用紫河车(即胎盘)大补精血补气、养血、益精,为君药。熟地黄、生地黄、当归滋阴养血,为臣药。天冬、枸杞子清肺滋阴;杜仲、锁阳、牛膝、肉苁蓉温补肾阳,强壮筋骨,五味子滋肾涩精,敛肺止咳;黄柏清泻相火,为佐药。诸药相合,益气养血,阴阳双补,寒热并用,为大补真元之良方。"以金水为生化之源,合补之以成大造之功"。

3. 痰浊扰心证

【证候】 健忘嗜卧,头晕胸闷,呕恶,咳吐痰涎,苔腻,脉弦滑。

【治法】 化痰宁心。

【方药】 温胆汤加减。半夏、竹茹、枳实、陈皮、甘草、茯苓。

方以半夏燥湿化痰,降逆和胃;竹茹清热化痰,除烦止呕,胆气清肃,烦呕得止;枳实破气消痰,与半夏相配,气顺痰消,气滞得畅,胆胃得和;陈皮燥湿化痰,助半夏祛痰,健脾加强枳实行气之力;茯苓健脾渗湿,以绝生痰之源,且有宁心安神之功;甘草益脾和中,协调诸药;生姜祛痰止呕,又可解半夏之毒;大枣与甘草、茯苓为伍健脾祛湿,又与生姜相配,调和脾胃,使中州得运。诸药相合,化痰而不燥,清热而不过寒,使痰热得化,胆热得清,共奏理气化痰之功。心中烦热者,可加黄连、麦冬、栀子;多梦、虚烦失眠者加生地、牡蛎、珍珠母、百合等。

4. 血瘀痹阻证

【证候】 遇事善忘,心悸胸闷,伴言语迟缓,神思欠敏,表现呆钝,面唇暗红,舌质紫暗,有瘀点,脉细涩或结代。

【治法】 活血化瘀。

【方药】 血府逐瘀汤加减。桃仁、红花、当归、生地黄、牛膝、川芎、桔梗、赤芍、枳壳、甘草、柴胡。

方中桃仁、红花、当归、川芎、赤芍活血祛瘀;当归、生地养血化瘀;柴胡、枳壳疏肝理气;牛膝破瘀通经,引瘀血下行;桔梗开肺气,引药上行;甘草缓急,调和诸药。全方共奏活血调气之功。如血瘀经闭、痛经,去桔梗,加香附、益母草以加强活血调经作用;若胁下有痞块,加郁金、丹参、水蛭以加强祛瘀消癥化积作用;若失眠、噩梦较多者,加炒酸枣仁、茯神以加强养心安神作用;若阳虚者,可去柴胡,加附子、桂枝以加强温阳作用。

5. 七情所伤证

【证候】 健忘忧思,善惊易恐,与精神情志因素密切相关,两胁不舒或胀痛,善叹息。舌淡红或暗,脉弦。

【治法】 疏肝理气。

【方药】 柴胡疏肝散加减。陈皮、柴胡、川芎、香附、枳壳、芍药、甘草。

方以柴胡为君,调肝气,散郁结。臣以香附专入肝经,既疏肝解郁,又理气止痛;川芎辛散,开郁行气,活血止痛,二药助柴胡疏肝理气止痛。佐以陈皮理气行滞和胃,醋炒以增入肝行气之功;枳壳理气宽中,行气消胀,与陈皮相伍以理气行滞调中;白芍、甘草养血柔肝,缓急止痛。炙甘草又调和诸药,兼作使药。诸药合用,能理肝气、养肝血、和胃气,为疏肝理气解郁之良方。若右胁痛甚,加延胡索;右胁下压痛明显,加川芎、丹参;泛恶作呕加竹茹;大便秘结加生大黄;中焦气滞,去虎杖、金钱草,加佛手、厚朴、广陈皮。

(四) 其他疗法

针灸作为中医的传统治疗方法,具有安全、无毒、无副作用等优势,目前针灸治疗的方法,如传统针刺、电针、针药结合,均有显著成效,许多学者单纯针刺(诸如百会、神门、四神聪、风池等穴位)后,患者的记忆功能、空间感知等能力得到了不同程度的改善,另外配合太冲、丰隆、太溪、关元、肾俞、足三里等穴位其疗效更显著。

中医传统养生功法八段锦、太极拳等不仅能强健身体,还能有效改善认知功能及日常生活能力。

(五) 转归与预后

健忘多数病情较轻,尽早治疗和预防,疗效较好,但容易被忽视,若不予及时干预可逐渐加重至痴呆。

(六) 预防与调护

合理安排作息时间,保证每日有充足的睡眠时间。饮食结构合理并且富于营养,少吃油腻、辛辣、刺激的食物,戒烟限酒。可以在医生的指导下,合理使用营养脑细胞的药物。

七、古今医案选读

【医案 1】

艾某,女,41 岁。初诊:1960 年 1 月 6 日。

素有健忘,精神不集中,俯首则眩,劳动则头部自觉发热、血压随即上升,右胁下时有掣痛,有时胃痛,大便有时稀溏,胃纳尚可,睡眠不佳,脉沉细数,舌红无苔。西医诊断为高血压症,曾服凉药甚多,证未减轻,此属肝郁血热,宜平肝清热。

处方:抱木茯苓三钱,酸枣仁三钱,石斛三钱,白芍三钱,香附(炒)二钱,栀子一钱五分,石决明(煅)五钱,夏枯草三钱,地骨皮三钱,牡丹皮一钱五分,荷叶三钱,竹茹二钱。服三剂。

二诊:服药后无大改变,偶有心慌,脉舌同前,前方去香附、地骨皮,加蒺藜二钱、菊花一钱五分、远志(炒)一钱。

三诊:睡眠转佳,诸症均减,尚微感头晕欲吐,原方去栀子、牡丹皮,加广陈皮一钱五分、炙甘草一钱兼理胃气,再服 3 剂。

四诊：除有时微感头晕、睡眠不稳固外,余症均减,拟以丸药调理肝脾,兼滋心肾,以资巩固。

处方：炙黄芪八钱,当归三钱,吉林参四钱,白术三钱,茯神五钱,远志肉(炒)三钱,酸枣仁六钱,炙甘草二钱,木香二钱,白芍五钱,血琥珀二钱,五味子二钱,干生地五钱,珍珠母五钱,龙眼肉五钱。共为细末,炼蜜为丸,每丸重二钱,每晚一丸,温开水下,服后诸证愁平。

按：健忘,眠差,胁痛,俯则头眩,劳则血压上升,皆系肝郁血热所致。徒用凉药,而不平肝,则肝愈郁,而脾胃反受其损,所以时有胃痛便溏之象。蒲老先用平肝清热,终用肝脾两调,先后本末,各有兼顾。

（选自《历代名医医案精选》之蒲辅周医案）

【医案 2】

耿某,男,40 岁。

半年来迭受惊恐思虑,以致三阴俱伤,痰火郁结。因而神情恍惚,不能自立,不觉饥饱,渐成健忘怔忡。脉左寸虚滑,右关沉迟。当心脾两调之。

处方：丹参 6 g,朱茯神 9 g,青龙齿 6 g(先煎),制远志肉 2.1 g,朱拌石菖蒲 0.6 g,宋半夏 4.5 g,陈皮 3 g(盐水炒),生甘草 7.5 g,合欢皮 9 g,血琥珀末 1.5 g(冲)。2 剂。

二诊：脉象渐见好转,常觉膈中不快。膈中为心包地位,痰火为惊气所结,自应宣豁治之。

处方：朱茯神 9 g,青龙齿 3 g(先煎),生珍珠母 18 g(先煎),广郁金 4.5 g,朱拌石菖蒲 0.6 g,川贝母 3 g,连翘心 9 g(鸭血拌),瓜蒌皮 4.5 g,清水炙甘草 0.9 g,建兰叶 2 片,合欢皮 9 g。3 剂。

三诊：各恙虽减,心中尚闷,便带紫血。此瘀积下达,趁此再为清疏咸降。

大生地(紫降香末 0.6 g 拌打)12 g,朱茯神 9 g,蜜炙旋覆花 3 g(包),川贝母 3 g,连翘心 6 g(鸭血拌),瓜蒌皮 9 g,盆秋石 0.6 g(冲),金针菜 15 g。4 剂。

按：本案患者病起于情志,似虚非虚,似实非实。补之则痰火愈结,攻之则气血益亏,用温燥则动火,用寒凉则遏气,惟宣郁安神,庶几无弊。

（选自《历代名医医案精选》之顾渭川医案）

八、西医学研究进展

大脑作为人体各系统的指挥者,在个人行为、意识、记忆和认知等方面发挥重要的作用;但大脑又十分脆弱,可能会受各种因素的影响,导致一系列神经系统疾病发生,例如阿尔茨海默病(Alzheimer's disease, AD)、癫痫、创伤后应激障碍(post-traumatic stress disorder，PTSD）和自闭症等。其中，大多数疾病存在记忆障碍。有研究报道，在果蝇中，Rac 蛋白活性依赖的遗忘机制介导不稳定记忆的被动遗忘和干扰诱导的主动遗忘，抑制 Rac 蛋白活性会使得记忆衰退减慢，记忆的保留时间从几个小时延长到 1 日以上，并且还能阻断干扰引起的遗忘；相反，蘑菇体神经元中的 Rac 蛋白活性升高会加速记忆衰退。在小鼠中，海马 Rac1 蛋白活化同样可促进物体识别记忆的被动遗忘和干扰诱导的主动遗忘。而 Cdc42 蛋白活性依赖的遗忘机制可调控相对稳定记忆的主动遗忘，激活 Cdc42 能促进相对稳定记忆的遗忘。

近期，国内有研究团队在两种不同类型记忆中发现 Rac1 蛋白和 Cdc42 蛋白的具体作用机制。两种 WASP（Wiskott-Aldrich syndrome protein）家族蛋白 SCAR/WAVE（suppressor of cAMP receptor/WASP-family verprolin-homologous protein）和 WASP 分别作用于 Rac1 蛋白和 Cdc42 蛋白的下游，通过 Rac1/SCAR/Dia 和 Cdc42/WASp/Arp2/3 这 2 种不同的肌动蛋白聚合途径，分别调控果蝇蘑菇体神经元不稳定记忆和相对稳定记忆的遗忘。此外，不稳定记忆的维持和遗忘除了受 Rac1 蛋白活性依赖机制的调控，还受到学习激活的 Raf/MAPK 通路的调节，Raf/MAPK 的激活能增强记忆的稳定性，防止记忆因干扰而丢失，增强 Raf/MAPK 的活性并抑制 Rac1 蛋白活性能完全阻断不稳定记忆的遗忘。另有研究发现，在小鼠运动学习任务中，光激活 Rac1 可以消除运动记忆。由此可见，Rac1 蛋白在遗忘过程中发挥着重要作用，调控 Rac1 蛋白活性将能有效地调控部分记忆类型的遗忘过程。Rac1 蛋白活性及 AMPA 受体的调控将可能成为治疗阿尔茨海默病记忆障碍的潜在靶点。

第五节　呆　　病

一、概述

呆病者，痴也，不慧也，不明事理之谓也。是以呆傻愚笨为主要临床表现的一种神志疾病。其轻者可见寡言少语，反应迟钝，善忘等症；重则表现为神情淡漠，终日不语，哭笑无常，分辨不清昼夜，外出不知归途，不欲食，不知饥，二便失禁，生活不能自理等。

本节所讨论的内容以成年人痴呆为主，西医学的痴呆综合征，包括阿尔茨海默病、血管性痴呆、正常压脑积水、脑肿瘤、麻痹性痴呆、中毒性脑病等。当上述疾病出现类似本节所述证候者，可参考本节进行辨证论治。但老年抑郁症、老年精神病出现痴呆者、小儿先天性痴呆不在讨论之列。

二、历史沿革

古医古籍中有关痴呆的专论较少，与本病有关的症状、病因病机、治疗预后等认识散在于历代医籍的其他篇章中。如《灵枢·天年》曰："六十岁，心气始衰，苦忧悲，血气懈惰，故好卧……八十岁，肺气衰，魄离，故言善误。"《灵枢·海论》曰："髓海不足，则脑转耳鸣，胫酸眩冒，目无所见，懈怠安卧。"从年老脏腑功能减退推论本病，与现代阿尔茨海默病相似。

明代以前，对痴呆的认识尚不明确，至明代《景岳全书·杂证谟》首次立"癫狂痴呆"专论，澄清了过去含混不清的认识。《景岳全书·癫狂痴呆》曰："痴呆证，凡平素无痰，而或以郁结，或以不遂，或以思虑，或以疑贰，或以惊恐，而渐致痴呆。言辞颠倒，举动不经，或多汗，或善愁，其证则千奇万怪，无所不至。脉必或弦或数，或大或小，变易不常，此其逆气在心或肝胆二经，气有不清而然。"指出了本病由多种病因渐致而成，且临床表现具有"千奇百怪""变易不常"的特点，并指出本病病位在心以及肝、胆二经，对预后则认为本病"有可愈者，有不可愈者，亦在乎胃气元气之强弱"，至今仍对临床有指导意义。

清代陈士铎《辨证录》和《石室秘录》亦立有"呆病门"，对呆病症状描述甚详。《辨证录·呆病门》："大约其始也，起于肝气之郁；其终也，由于胃气之衰。肝郁则木克土，而痰不能化，胃衰则土不制水而痰不能消，于是痰积于胸中，盘踞于心外，使神明不清，而成呆病矣。"分析其成因在于肝气之郁，而最终转为胃气之衰的病理转化过程，其主要病机在于肝郁乘脾。胃衰痰生，积于胸中，弥漫心窍，使神明受累，髓减脑消而病。《石室秘录·呆病》记载："呆病如痴，而默默不言也，如饥而悠悠如失也……实亦胸腹之中，无非痰气。故治呆无奇法，治痰即治呆也。"陈氏并提出本病以开郁逐痰、健胃通气为主的治法。立有洗心汤、转呆丹、还神至圣汤等，对临床治疗有一定参考价值。

三、目前流行病学状况

本病在心脑病证中较为常见，可发于各个年龄阶段，但以老年阶段最常见。中国作为世界上人口最多的国家，受社会、经济和人口政策等因素的影响，其老龄化的速度比西方发达国家更快。2010 年第 6 次人口普查结果表明，我国 60 岁以上人口已达 13.3％（1.8亿）。痴呆造成的社会经济负担已经超过癌症以及心脑血管疾病的总和。据国外资料，在65 岁以上老人中，明显痴呆者约占 2％～5％，80 岁以上者增加到 15％～20％，如以轻中度痴呆合并估计，则要超过上述数字 2～3 倍之多。目前我国痴呆流行病学调查的文章、有关痴呆患病的研究也很多，但由于调查人群、调查时间、调查地点、抽样方法、诊断标准等不同，所以调查结果会有不同，即使是不同作者进行的系统性综述或荟萃分析，其结果依然有所差别。但目前普遍的调查共识是我国老年痴呆的患病率在 5% 左右,阿尔茨海默病是我国痴呆患病的主要亚型,高于血管性痴呆和其他类型的痴呆。一项近 20 年的系统性综述研究表明我国的痴呆患病率有上升的趋势。本病属疑难病证,中医药治疗具有一定疗效,尤其是近几年来,对本病开展了前瞻性多途径临床研究,疗效有较大提高。究竟结论如何还需要更多长期的追踪研究予以阐明。各方面的迹象均表明痴呆将逐渐成为一个重要的公共卫生问题,也会影响整个社会卫生资源配置和相关的卫生政策制定。

四、病因病机

中医认为本病的病因以内因为主,由于七情内伤、久病不复、年迈体虚等导致气血不足,肾精亏虚,痰瘀阻痹,渐使脑髓空虚,脑窍失养。其基本病机为髓减脑消,神机失用。其病位在脑,与心、肝、脾、肾功能失调密切相关。

本病的发生,不外乎虚、痰、瘀,并且三者互为影响。虚指气血亏虚,脑窍失养;阴精亏耗,髓减脑消。痰指痰浊中阻,蒙蔽清窍;痰火互结,上扰心神。瘀指瘀血阻痹,脑脉不通;瘀血阻滞,蒙蔽清窍。其证候特征以气血、肾精亏虚为本,以痰浊、瘀血之实邪为标,临床多见虚实夹杂之证。

五、类证鉴别

1. 与郁病相鉴别　呆病的神志异常需与郁病中的脏躁一证相鉴别。脏躁多见于青中年女性,多数有精神因素的刺激诱因,呈间歇性发作,以精神恍惚、心神不宁、悲忧善哭为临床表现,不发作时可如常人,且无智能、人格方面的变化。而呆病可见于任何年龄,尤多见于中老年人,一般无明显诱发因素,缓慢起病且病程迁延,其心神失常症状不能自行缓解,并伴有明显的智力、记忆力、计算力及人格情感的变化。

2. 与癫病相鉴别　癫病是精神失常的疾病之一,以沉默寡言、情感淡漠、语无伦次、静而少动为特征,俗称"文痴",以成年人多见。而呆病则属智能活动障碍,是以神情呆滞、愚笨迟钝为主要临床表现的神志疾病,多发于老年人。另一方面,呆病的部分症状可自制,治疗后有不同程度的恢复。重症痴呆患者与癫病在精神症状上有许多相似之处,临床难以区分,可通过精神检查、CT、MRI 检查等有助于鉴别。

六、辨证论治

（一）辨证要点

辨明虚实与主病之脏腑。本虚者,辨明是气血亏虚,还是阴精衰少;标实者,辨明是痰浊或痰火为病,还是瘀血为患。本虚标实,虚实夹杂者,应分清主次。并注意结合脏腑辨证,详辨主要受病之脏腑。

(二)治疗原则

虚者补之,实者泻之,因而补虚益损、解郁散结是其治疗大法。同时在用药上应重视血肉有情之品的应用,"精不足者补之以味",以填精补髓,滋补强壮。此外,移情易性,智力和功能训练与锻炼有助于康复与延缓病情。对脾肾不足、髓海空虚之证,宜培补先天、后天,使脑髓得充,化源得滋。凡痰浊、瘀血阻滞者,当化痰活血,配以开窍通络,使气血流通,窍开神醒。

(三)辨证分型及治疗

1. 髓海不足

【证候】 智能减退,记忆力和计算力明显减退,头晕耳鸣,懈惰思卧,齿枯发焦,腰酸骨软,步行艰难,舌瘦色淡,苔薄白,脉沉细弱。

【治法】 补肾益髓,填精养神。

【方药】 七福饮。熟地黄、人参、当归、白术、炙甘草、酸枣仁、远志。

方中重用熟地黄以滋阴补肾,以补先天之本;人参、白术、炙甘草益气健脾,用以强壮后天之本;当归养血补肝;远志、杏仁宣窍化痰。本方填补脑髓之力尚嫌不足,可选加鹿角胶、龟板胶、阿胶、紫河车等血肉有情之品,以填精补髓。还可以本方制蜜丸或膏滋以图缓治,也可用河车大造丸大补精血。

2. 脾肾两虚

【证候】 表情呆滞,沉默寡言,记忆减退,失认失算,口齿含糊,词不达意,伴气短懒言,肌肉萎缩,食少纳呆,口涎外溢,腰膝酸软,或四肢不温,腹痛喜按,泄泻,舌质淡白,舌体胖大,苔白,或舌红,苔少或无苔,脉沉细弱。

【治法】 补肾健脾,益气生精。

【方药】 还少丹。熟地黄、山药、山茱萸、枸杞子、牛膝、茯苓、杜仲、远志、五味子、石菖蒲、楮实子、小茴香、巴戟天、肉苁蓉。

方中熟地黄、枸杞子、山茱萸滋阴补肾;肉苁蓉、巴戟天、小茴香温补肾阳;杜仲、怀牛膝、楮实子补益肝肾;人参、茯苓、山药、大枣益气健脾而补后天;远志、五味子、石菖蒲养心安神开窍。如见气短乏力较著,甚至肌肉萎缩,可配伍紫河车、阿胶、川断、杜仲、鸡血藤、制首乌、黄芪等以益气养血。若脾肾两虚,偏于阳虚者,出现四肢不温,形寒肢冷,五更泄泻等症,方用金匮肾气丸温补肾阳,再加紫河车、鹿角胶、龟板胶等血肉有情之品,填精补髓。若伴有腰膝酸软,颧红盗汗,耳鸣如蝉,舌瘦质红,少苔,脉弦细数者,是为肝肾阴虚,可用知柏地黄丸滋养肝肾。

3. 痰浊蒙窍

【证候】　表情呆钝,智力衰退,或哭笑无常,喃喃自语,或终日无语,伴不思饮食,脘腹胀痛,痞满不适,口多涎沫,头重如裹,舌质淡,苔白腻,脉滑。

【治法】　健脾化浊,豁痰开窍。

【方药】　洗心汤。人参、茯神、半夏、陈皮、神曲、甘草、附子、石菖蒲、酸枣仁。

方中人参、甘草益气;半夏、陈皮健脾化痰;附子协助参、草以助阳气,俾正气健旺则痰浊可除;茯神、酸枣仁宁心安神;石菖蒲芳香开窍;神曲和胃。脾气亏虚明显者,可加党参、茯苓、黄芪、白术、山药、麦芽、砂仁等健脾益气之品,以截生痰之源。若头重如裹、哭笑无常、喃喃自语、口多涎沫者,痰浊壅塞较著,重用陈皮、半夏,配伍胆南星、莱菔子、佩兰、白豆蔻、全瓜蒌、贝母等豁痰理气之品。若痰郁久化火,蒙蔽清窍,扰动心神,症见心烦躁动,言语颠倒,歌笑不休,甚至反喜污秽言语等,宜用涤痰汤涤痰开窍,并加黄芩、黄连、竹沥,以增强清化热痰之力。

4. 瘀血内阻

【证候】　表情迟钝,言语不利,善忘,易惊恐,或思维异常,行为古怪,伴肌肤甲错,口干不欲饮,双目暗晦,舌质暗或有瘀点瘀斑,脉细涩。

【治法】　活血化瘀,开窍醒脑。

【方药】　通窍活血汤。赤芍、川芎、桃仁、红花、葱白、大枣、麝香。

方中麝香芳香开窍,并活血散结通络;桃仁、红花、赤芍、川芎活血化瘀;大枣、葱白、生姜散达升腾,使行血之品能上达巅顶,外彻肌肤。常加石菖蒲、郁金开窍醒脑。如久病气血不足,加党参、黄芪、熟地、当归以补益气血。瘀血日久,瘀血不去,新血不生,血虚明显者,可加当归、鸡血藤、三七以养血活血。瘀血日久,郁而化热,症见头痛、呕恶、舌红苔黄等,加丹参、牡丹皮、夏枯草、竹茹等清热凉血、清肝和胃之品。

（四）转归与预后

本病的虚实之间可以转化,属实证的痰浊、瘀血日久,若耗伤气血,损及心脾肝肾,或脾气不足,生化无源;或心失所养,神明失用;或肝肾不足,阴精匮乏,脑髓失养,转化为虚实夹杂之证。而虚证病久,气血亏乏,脏腑功能受累,气血运行失司,或积湿为痰,或留滞为瘀,也可见虚中夹实之证。故临床以虚实夹杂多见。痴呆的病程多较长,患者积极接受治疗,部分精神症状可有改善,但不易根治。治疗不及时及治疗不得法的重症患者,则预后较差。

（五）预防与调护

精神调摄、智能训练、调节饮食起居既是预防措施,又是治疗的重要环节。对由其他疾病所致的痴呆,应积极查明病因,及时治疗。良好的环境和有规律的生活习惯及饮食调养等一般处理,颇为重要,适当的医护措施可促进其一般健康水平和延缓其精神衰退进程。医护人员应帮助患者正确认识和对待疾病,解除情志因素。对轻症患者应进行耐心细致的智能训练,使之逐渐掌握一定的生活及工作技能;对重症患者则应注意生活照顾,防止因大小便自遗及长期卧床引发褥疮、感染等。要防止患者自伤或伤人。

七、古今医案选读

【医案 1】

冯某,女,43 岁。初诊:1983 年 6 月 30 日。

主诉:因其夫过世,逐渐发生精神异常,意识反应迟钝,两腿活动无力,走路困难。开始生活尚能自理。近两年来,上述症状加重,意识有时模糊,缺乏思维能力,经常失眠,精神呆板,行动笨拙,语声低微不清,走路需要人搀扶,否则常易摔倒,头部已有数处摔伤,上肢活动尚可,近两个月下肢有轻度浮肿。

诊查:伸舌颤动,仅能伸出舌尖,舌质润,苔薄白,脉弦缓无力,两手平伸振颤,纳呆,大便秘结。

中医诊断:呆病。

辨证:肝气郁结,肝风内动。

治法:疏肝解郁,熄风定志。

处方:合欢花 10 g,夜交藤 15 g,潼蒺藜 10 g,青竹茹 10 g,竹叶 10 g,莲子心 5 g,生龙齿 15 g,益智仁 10 g,紫贝齿 15 g,云茯神 10 g。7 剂。

二诊(1983 年 7 月 7 日):服上药 7 剂,精神明显好转,有喜笑表情,答话较前稍迅速,且较准确,能安静睡眠,行走稍见利落;惟伸舌尚迟钝,舌及两手平伸振颤均减轻。仍继前法治疗。

处方:合欢花 12 g,夜交藤 20 g,潼蒺藜 12 g,青竹茹 10 g,竹叶 10 g,莲子心 5 g,生龙齿 15 g,益智仁 10 g,紫贝齿 20 g,云茯神 10 g,石菖蒲 6 g,陈皮 10 g。6 剂。

三诊(1983 年 7 月 14 日):精神、饮食、睡眠尚好,手颤益轻,下肢浮肿已消,活动比以前灵活。照上方去竹叶,仍服 6 剂。

四诊(1983 年 7 月 21 日):一般情况仍好,现有说有笑,且语言较流利,原卧床不能翻身,现已能翻身活动。原方不变,再继续服药 6 剂。

五诊(1983 年 7 月 28 日):对答自如,舌尖伸出较长,两手平伸已不颤动,惟下肢活动尚感乏力。

处方:桑寄生 25 g,怀牛膝 10 g,合欢花 10 g,夜交藤 15 g,潼蒺藜 10 g,莲子心 5 g,益智仁 10 g,紫贝齿 15 g,茯神 10 g。6 剂。

六诊(1983年8月4日)：患者独自一人来诊。精神好,走路自如,已不感乏力,语言流利,伸舌自如,并已能做些家务活,偶尔尚有失眠,现处下方善后以巩固疗效。

处方：桑寄生25 g,牛膝10 g,合欢花10 g,夜交藤20 g,潼蒺藜10 g,竹叶10 g,莲子心5 g,益智仁10 g,紫贝齿15 g,茯神10 g,酸枣仁10 g。6剂。

按：肝气郁结,克伐脾胃,以致痰湿内生,蒙蔽心窍;气郁日久,损及肝肾阴血,以致虚风内动,病因病机予以明辨,针对其起病因于郁,以疏肝解郁为主,兼以熄风化痰,安神定志,可获得较好的效果。

（选自《何世英经典医案》）

【医案2】

刘某,女,66岁。初诊：1994年1月19日。

患者既往有高血压、脑血栓史,左侧肢体活动不利,头晕头痛。一日晨起后,突然变得双目呆滞、表情淡漠、神志时明时昧,呼之则精神略振,须臾又恍惚不清,言语含糊、不知饥饱、不知大便,时常在衣裤内屙出。到某医院做脑CT检查提示：海绵状脑白质病,诊断为"老年性脑痴呆"。其人腹满下利,日行2～4次,小便色清,夜尿频多,畏寒喜暖,手足不温,周身作痛,舌苔滑,脉沉细无力。此为少阴寒化之证,急温犹宜。

处方：附子12 g,炙甘草10 g,干姜10 g,党参14 g。

服药3剂,患者精神大增,神志明多昧少,言语不乱,能答复问题。仍手足逆冷,腹满下利。再以四逆汤与理中汤合方振奋脾肾之阳。服药近20剂,手足转温,腹满消失,二便正常,渐至康复。

按：《伤寒论》说："少阴之为病,脉微细,但欲寐也。"仲景仅举一脉一证,即揭示了少阴病的基本病理变化特点是以阳虚为主。本案但欲寐而见小便清长、四肢不温、恶寒下利,为少阴阳虚寒化之证。仲景云："若小便色白者,少阴病形悉具。小便白者,以下焦虚有寒,不能制水,故令色白也。"(《伤寒论》第282条)今心肾阳虚,阴寒内盛,神失所养,故见神志昏昧不清的"但欲寐"证候。脉细者,为阳虚损及于阴。治当以急温少阴为法,故用四逆汤回阳;加党参者,在于益气生津,于回阳气之中,兼补少阴之阴也。

（选自《刘渡舟医案经验》）

八、西医学研究进展

痴呆病的临床诊断影响因素较多,常漏诊和延误诊断,对AD生物学标志物研究是近年的热点之一。目前表明ApoE4是AD最强风险因子,可以从不同途径影响AD的发生及发展,但是以ApoE4为靶点干预AD的药物和技术均未问世。正常人脑脊液中Aβ水平高,tau蛋白水平低,AD患者脑脊液中Aβ水平降低,tau蛋白水平升高,两项检查结合对 AD 诊断有帮助。但因为部分非 AD 痴呆中也存在类似表现及存在 Aβ 和 tau 蛋白水平同时高或低的情况无法解释,限制了它的临床应用。AD7C－NTP 是存在于神经元中的一种 41KD 的蛋白质,在 AD 患者脑内选择性升高,和其病理过程相关,AD7C－NT 基因也只在神经元表达,AD 患者脑脊液中 AD7C－NTP 表达升高,新近研究发现脑脊液 AD7C－NTP 的水平与 Blessed 痴呆量表评分呈正相关,AD7C－NTP 作为 AD 早期诊断和确诊的生物化学标志正引起越来越多的关注。

当今治疗将减少 β 淀粉样蛋白作为药物干预的目标,但是最近上市的药物结果令人失望,一项由瑞士日内瓦大学和日内瓦大学医学院领导的欧洲医生和科学家联盟,分析了近 200 项以前发表的研究数据,表明 AD 远不是一种相同原因产生相同影响的单一疾病,提出建议根据患者的危险因素、疾病特征和临床结果分为三种形式的新框架,呼吁对高危人群进行早期差异化治疗。国外学者的一种策略是开发新药通过抑制形成淀粉样蛋白的酶而减少 β 淀粉样蛋白的沉淀,另一种策略是接种混合有淀粉样蛋白的疫苗也可减少 β 淀粉样蛋白的沉淀。

肠道菌群可通过自身代谢产物、影响机体生理功能状态、免疫及内分泌等多种途径来调控中枢神经系统的功能,与 AD 的发生发展密切相关。而调节肠道菌群可直接减轻 AD 病理改变、缓解脑内炎症、影响血脑屏障及神经递质产生,对 AD 发挥积极防治作用。通过改善肠道菌群的微生态疗法有望成为预防和治疗 AD 的有效措施之一。

第六节　梦　　遗

一、概述

梦遗,病症名。睡梦中遗精的病证。见《普济本事方》卷三。又称梦失精、梦泄精、梦泄。多因见情思色,相火妄动,或思考过度,心火亢盛所致。是遗精的一种,遗精就是指在没有性交或手淫情况下的射精。在入睡后做梦时遗精为梦遗,无梦或清醒状态下遗精则为滑精。一般认为梦中遗精 2 次以上并伴有精神萎靡、健忘、腰酸腿软等症状,即为梦遗。

二、历史沿革

早在《灵枢·本神》中就记载了本病:"心怵惕思虑则伤神,神伤则恐惧自失……恐惧而不解则伤精,精伤则骨酸痿厥,精时自下。"《金匮要略·血痹虚劳病脉证并治》有"梦失遗,四肢酸痛,手足烦热"等,《诸病源候论·虚劳失精候》中有"虚劳梦泄精"等,《备急千金要方》中有"梦泄精"等,提出了治疗方法。后世许多典籍对梦遗都有记载。

三、目前流行病学状况

遗精很少发生于 12 岁以下的男孩,14 岁男孩遗精发生率为 25％,16 岁为 55％,18 岁为 70％,20 岁为 75％～80％,到 45 岁至少有 90％的男子在某一境遇下出现过遗精。

四、病因病机

1. **劳倦内伤**　劳倦内伤,中气受损,气虚失摄,精泄于外。
2. **思虑过极**　思虑过度,脾气受损,失于统摄,精失于外。
3. **房事过劳**　过度手淫,房劳过甚,肾气亏损,精失统摄,精液自出。
4. **饮食不节**　嗜食肥甘酒热,日久湿热蕴积下焦,灼伤精室,精液自出。

五、类证鉴别

中医学根据有梦无梦,将遗精分为两类。其中,因为思偶心切,妄想不遂,梦中与人交会而流精,称为梦遗或梦失精,有人称之为跑马。梦遗可由性梦引发,也可能是由被褥过暖,内裤过紧使阴茎受刺激或受压而引发的结果。夜间无梦,甚至白日清醒时精液自行流出,或见色流精的,称为滑精,又称滑泄。梦遗、滑精两者从根本上说没有太大区别,是遗精轻重不同的两种证候,有梦而遗精往往是清醒滑精的初起阶段。

需与溢精和早泄相鉴别。

1. **与溢精相鉴别**　男子精满而溢,乃生理现象,即成年男子久无性交,精液会在睡梦中遗出,每月 1～2 次,称为溢精,无需治疗。
2. **与早泄相鉴别**　早泄是指性行为时精液排出过早,在性交之前或者性交之初射精。

六、辨证论治

（一）辨证要点

男子梦中遗精,每周 2 次以上,常有精神萎靡、头昏健忘、腰酸腿软、失眠多梦等症,常有恣情纵欲、情志内伤、久嗜醇酒厚味等病史。

辨证当分虚实,本病多虚实夹杂。新病多实证,久病多虚;肝经湿热多实证;心、脾、肾病变多虚证;色念妄想梦遗,多责于心;精关不固,梦滑泄者,多责于肾;劳则滑泄,多责于脾;湿热下注,热伤精室者,多责于肝。

（二）治疗原则

本病按照脏腑及病因辨证,心肾不交者,交通心肾,潜阳固精;湿热下注者,清利湿热,化浊固精;心脾两虚者,调补心脾,益气摄精;肾气不固者,补肾益气,固涩止遗。

（三）辨证分型及治疗

1. 心肾不交

【证候】 失眠多梦遗精,阳事易举,五心烦热,心悸不安,头晕耳鸣,腰膝酸软,咽干口燥,尿黄便干,舌红苔少或薄黄,脉细数。

【病机】 肾阴亏损,水不济火,不能上济心阴,心火偏亢,扰动心神,故心烦、失眠、多梦、心悸不安;肾阴亏虚,骨髓失充,脑髓失养,则头晕、耳鸣、心烦;腰失所养,则腰膝酸软;虚热扰动精室,则阳事易举,五心烦热,遗精;虚热内生,则咽干口燥,尿黄便干。

【治法】 交通心肾,潜阳固精。

【方药】 三才封髓丹合交泰丸加减。黄柏、砂仁、天冬、人参、甘草、黄连、肉桂。

心神不宁者,加龙骨、牡蛎重镇、收涩敛精;腰膝酸软,烦热多汗者,加知母、黄柏、山茱萸、生地等滋阴清热。

2. 湿热下注

【证候】 梦中遗精频作,甚则精滑黏浊,阴囊湿痒,伴小便短赤,淋沥不尽,胸胁苦满、口苦纳呆,大便黏滞不爽,舌红苔黄腻,脉濡数。

【病机】 湿热下注,精室被扰,则遗精频作,甚则精滑黏浊;湿热下注膀胱,则小便短赤,淋沥不尽;湿热下注大肠,则大便黏滞不爽;湿热下注前阴,则见阴囊湿痒;湿热耗伤津液,则胸胁苦满、口苦纳呆。

【治法】 清热利湿,化浊固精。

【方药】 程氏萆薢分清饮加减。萆薢、黄柏、石菖蒲、茯苓、白术、莲子、丹参、车前子。

偏于肝胆湿热,阴肿阴痒,加龙胆草、黄芩、栀子、泽泻等;小便赤涩明显加木通、瞿麦。

3. 心脾两虚

【证候】 梦中遗精频作,思虑或劳累后发作或加重,甚则滑精,精液清稀,伴心悸健忘,食少便溏,少气懒言,面色少华,身倦乏力,舌淡苔薄白,脉虚无力。

【病机】 心脾两虚,气血生化不足,心血不足,心失所养,则心悸健忘,少气懒言,面色少华,身倦乏力;脾主运化,运化失职,水谷不化,则食少便溏;气虚不摄,则遗精频作,甚则滑精。

【治法】 调补心脾,益气摄精。

【方药】 归脾汤加减。人参、白术、黄芪、当归、茯苓、远志、酸枣仁、木香、龙眼肉、甘草。

若滑精频作,可加墨旱莲、女贞子加强涩精止遗之力;中气下陷者,宜用补中益气汤加减。

4. 肾气不固

【证候】　久遗不止,甚则滑精,腰膝酸软,伴形寒肢冷,阳痿早泄,夜尿频数或小便不利,健忘耳鸣,发落齿摇,舌淡苔白,脉沉细无力。

【病机】　肾藏精,肾气亏虚,失于封藏,则遗精、早泄;肾气亏虚,腰膝、脑神失养,则腰膝酸软、健忘耳鸣;肾气不足,阳失温煦,则形寒肢冷;肾气不固,膀胱失约,则夜尿频数或小便不利;肾气不足,宗筋失养,则阳痿。

【治法】　补肾益气,固涩止遗。

【方药】　金锁固精丸合右归丸加减。沙苑蒺藜、莲须、龙骨、牡蛎、熟地黄、山药、山茱萸、枸杞子、菟丝子、鹿角胶、杜仲、肉桂、当归、制附子。

肾阳虚明显者,以右归丸加减;肾阴虚为主者,可用左归丸或六味地黄丸加减。

七、古今医案选读

【医案 1】

王某,男,32 岁。

患慢性肝炎已有五载,近期出现五心烦热,急躁易怒,头晕耳鸣,每隔三五日即梦遗一次,阳易勃起,不能控制,腰膝酸软,口渴思饮,两颊绯红,目有血丝,眼眦多眵。脉弦而数,舌光红少苔。

证属肝阳过亢,下汲肾阴,风阳鼓动,相火内灼。乃用王太仆壮水之主,以制阳光的治疗原则。

处方:生地黄、熟地黄各 20 g,牡丹皮 10 g,白芍 16 g,黄柏 8 g,山药 15 g,知母 10 g,龟甲 10 g,山茱萸 15 g,茯苓 12 g,麦冬 6 g,酸枣仁 20 g,首乌藤 15 g,丹参 12 g,黄连 8 g。

服至 8 剂则神倦欲睡,又进 4 剂,则觉心神清凉,烦躁顿消,阳不妄动,走泄不发。后以知柏地黄丸巩固而愈。

按:李士材有乙癸同源之说。肾藏阴精,肝藏阴血,两者内有相火,互相撷顽。一旦肝肾的阴精不足,不但其间可相互影响,而且可造成相火偏亢,火盛则动,动则内扰阴精,于是屡发遗精走泄、烦热耳鸣等症。故用肾肝同治之法,壮阴水以制火阳之动。方证相对,果获良效。

(选自《刘渡舟验案精选》)

【医案 2】

张某,男,20 岁。初诊:1958 年 4 月 7 日。

有梦遗泄,口气较重,牙痛,胃脘不舒,苔腻,脉弦滑。湿热下注而复上冲。拟猪肚丸加味。

处方:肥知母一钱,川黄柏八分,藿香梗、佩兰梗各一钱半,旋覆花一钱半(包煎),煅瓦楞子四钱,广陈皮一钱半,春砂仁一钱,猪肚丸三钱(包煎)。5 剂。

二诊:遗泄止,牙痛除。脘中不舒,胃纳不香。转方疏肝和胃。

处方:紫苏梗一钱半,焦白芍二钱,川楝子二钱,煅瓦楞子五钱,煅白螺蛳壳四钱,广陈皮一钱半,春砂仁八分,佛手干一钱半,左金丸五分(吞)。4 剂。

按:青壮年遗泄频繁者,多属心、肝之火旺盛,或则湿热下注,扰动精室,不宜多用固涩。此例程老选用猪肚丸合知母、黄柏等治之。猪肚丸系刘松石方,其中猪肚甘温补胃泄湿,白术甘温健脾而胜湿,牡蛎咸寒清下焦,苦参苦寒清热而坚阴,全方不用固涩,治湿热遗精,颇能见效。患者兼有牙痛、口气较重等胃热征象,以清热药(知母、黄柏、苦参)与化湿浊药(藿香、佩兰、白术、陈皮)同用,配合很好,所以有效。

(选自《程门雪医案》)

八、西医学研究进展

遗精是指在无性交情况下发生射精现象,据统计 80％的男性都有这种现象,这种现象大部分在夜间睡眠中发生,一般遗精的频度可以从 1～2 周 1 次到 4～5 周 1 次不等,均属正常,若 1 周内有几次或一夜几次遗精,就属于病理现象。梦遗频繁主要是由人的生理或心理因素所致。生理上,如包皮过长、前列腺炎、尿道炎等生理问题往往会导致频繁的梦遗。心理上,往往是因性心理出现了问题。克服和消除频繁的梦遗,除进行中、西医的药物治疗外,还应考虑是否是心理因素导致的,这时还应积极进行心理调适与治疗。

第七节 癫 病

一、概述

癫病是因七情内伤、饮食失节或禀赋不足,致使脏腑功能失调,痰气郁结,蒙蔽清窍,阴阳失调所引起的临床常见多发的神志病。本病多见于青壮年,近年来少年发病者有增加趋势。临床以精神抑郁、表情淡漠、沉默痴呆、语无伦次、静而少动、喃喃自语为主要症状。西医学的慢性精神分裂症、精神情感性障碍均可见类似癫病的症状,可参照本病临床特征进行辨证论治。

二、历史沿革

癫之病名最早可见于马王堆汉墓出土的帛书中。《足臂十一脉灸经》有"数瘨疾"。《五十二病方》称"颠疾"和"瘨疾"。许慎《说文解字·疒部》解释曰："瘨，病也，从疒真声，一曰腹胀，都季切""颠，顶也，从页真声，都季切"。因此癫作为精神错乱的一类疾病，在先秦时期即已列为病名。

古代对癫病之称大致有"癫病""癫疾""癫""风癫""心风""痴呆症"等数种，其中称"癫疾"者较多。自《内经》《难经》，至明清诸多医家，对癫病多无固定称谓。《内经》中即有"瘨""癫""癫疾""颠疾""癫病""狂癫疾""骨癫疾""筋癫疾""脉癫疾"等病名，其中不乏有癫与狂不分和癫与痫不分的情况。如《灵枢·癫狂》中谓"癫疾始生，先不乐，头重痛，视举目赤，甚作极已，而烦心"，又说："得之忧饥""得之大怒""得之有所大喜"，指出了情志因素是该病的重要致病原因。《难经·二十难》提出了"癫"与"狂"的重要鉴别要点："重阳者狂，重阴者癫"；《难经·五十九难》对"癫""狂"二病症状的表现给予了明确鉴别："狂疾之始发，少卧而不饥，自高贤也，自辨智也，自尊贵也，妄笑好歌乐，妄行不休是也。癫疾始发，意不乐，僵卧直视，其脉三部阴阳俱盛是也。"

汉代张仲景《金匮要略·五脏风寒积聚病脉证并治》说："邪哭使魂魄不安者，血气少也；血气少者属于心，心气虚者，其人则畏，合目欲眠，梦远行而精神离散，魂魄妄行。阴气衰者为癫，阳气衰者为狂。"对"癫"的病因作了探讨，指出心虚而血气少，邪乘于阴则癫，邪乘于阳则狂。晋、隋、唐、宋时期主要以"气血不足，风邪渍阴""痰热相感而动风"以及"风火痰夹杂"为致病的观点。金元时期，刘完素在《素问玄机原病式·五运主病》中说："经注曰多喜为癫……然喜为心志，故心热甚则多喜而食。"元末朱震亨《丹溪心法·卷四》提出："癫者……神不守舍，狂言如所见，经年不愈，心有所损……癫哭呻吟，为邪所候，非狂也……"

明清时期，不少民家提出有关本病的证治理法对今天的临床仍有较高的参考价值，注重诸邪合并杂至的病理趋向。如"痰气郁结为患""痰火杂至为患""寒痰凝结致癫"等观点。李梴《医学入门·癫狂》说："癫者，异常也，平时能言，癫则沉默，平时不言，癫则呻吟，甚则僵卧直视，心常不乐。"《景岳全书·癫狂痴呆》说："癫病常昏，多倦而静。"并首先提出了情志因素引发癫病的机制。李梴首创"血迷心包"之说。清代陈士铎《辨证奇闻·离魂》重点阐述了心肾两亏、阴虚血燥的"离魂症"。清代对癫狂虽也常以一症论述，但在病机、症状上有异，如林珮琴《类证治裁》曰："癫狂，心脾肝胃病也。《经》曰：重阴者癫，重阳则狂，阳病于阴则癫，阴病于阳则狂；癫多喜笑，证为心脾不足；狂多忿怒，证为肝胃有余；癫则或笑或歌，或悲或泣，如醉如痴，言语颠倒，秽洁不知，经年不愈。多由心脾郁结，志愿不遂，或更为悸恐，致神不守舍有之。狂则自悲喜妄，善怒善恐……不避亲疏，登高而歌，弃衣而走，不食数日，逾垣上屋。"可见两者之病因病机有别，证候也迥然不同。所谓"文癫武狂"即是此理。治疗方面,这一时期的医家多主张治癫宜解郁化痰、宁心安神为主。至清代王清任又提出了血瘀可致癫狂的论点,并认识到本病与脑有密切关系。费绳甫认为癫病是由七情内伤、痰火郁结而致脏腑功能紊乱,阴阳失调,心神被扰。龙之荣认为治疗狂证较治疗癫证容易,治疗男性狂又比治疗女性狂容易,且疗程短,用药见效快,而治疗阴癫以女性占多,治愈较慢。他认为这是因为女性情志抑郁,且大部分多忧多虑。久郁则伤脾,脾失健运,蕴湿生痰,而湿性黏滞,阻碍气机,气机失常,痰蒙心神,虽得涤痰开窍,气机常因情志影响,故用开郁理气药物。若遇到顽固性抑郁情绪干扰,肝、脾、肾气机失常,药物不能及时发挥效果,因而见效慢,效果甚微,对于这方面的患者需从心理上做工作。男性与女性相比,性情多较开朗,气机自然,不受严重影响,若经审证求因辨证后,施以涤痰开窍,或清火安神,或理气开郁,或健脾养心,或安神益气等相应的治疗,使经气疏通,脏腑气和,自然会很快痊愈。

三、目前流行病学状况

癫病的症状与精神分裂症的症状类似,故可参考精神分裂症的流行病学状况。精神分裂症作为最常见、最严重的精神疾病,具有发病率低但相对患病率高的特征。精神分裂症在全球终身患病率为 3.8‰~8.4‰,美国研究结果表明其终身患病率为 13‰。2011 年世界卫生组织(WHO)精神卫生报告结果显示:精神疾病负担约占全球疾病总负担的 8‰,已成为全球公共卫生的重大问题。

四、病因病机

本病的病因,主要有两个方面:一是直接导致发病的主要因素,二是持续性的诱发因素。主要因素即机体内部脏腑功能的失调,产生了病理变化,形成了病理性的气、血、痰、火、瘀,上扰脑神时导致发病;如客观的情志因素,超过了机体正常的耐受能力,亦可因体质差异而产生上述病理性变化,出现累及脑神或脑神失养,发为癫病。

五、辨证论治

(一)辨证要点

本病初期主要以肝、心、脾、脑为病位;久病则以心、脾、肾、脑为病位。无论初发及久病,均以心、脑为主要病位。癫病多为虚实夹杂。初期和发展期以邪实为主,气滞、血瘀、痰浊、火邪等实性阳性症状较为突出。久病以气虚、阳虚、阴虚等虚性阴性症状为主。实者为邪气上扰脑神,虚者为正虚脑神失养,临床上可出现不同性质的阳性和阴性两大类精神症状。

（二）治疗原则

癫病以调整阴阳为原则。本病初期多以痰气为主，治当理气解郁豁痰；后期以补益心脾、滋阴养血、调整阴阳补虚为主。

（三）辨证分型及治疗

1. 痰气郁结证

【证候】　精神抑郁，神志呆钝，胸闷叹息，忧虑多疑，自语或不语，不思饮食，舌苔薄白而腻，脉弦细或弦滑。

【治法】　理气解郁，化痰开窍。

【方药】　理气导痰汤加减（《济生方》）加减。半夏、茯苓、陈皮、甘草、生姜、胆南星、枳实、木香、香附、远志、郁金、石菖蒲。甚者可用控涎丹以除胸膈之痰浊。倘痰浊壅盛，胸膈满闷，口多痰涎，脉象滑大有力，形体壮实者，可暂用三圣散取吐，劫夺痰涎，惟药性猛悍，自当慎用。

方中重用治痰之圣药半夏，取其温燥之性，而达燥湿化痰之功，以治本。为增其温燥之性，故加燥烈之性尤强的天南星，与半夏为伍，共消内阻之湿痰。是证湿痰中阻，气机被阻，故以枳实、木香、香附行气开郁，并使气顺痰消。为增本方行气健脾之力，又入茯苓、陈皮，意在取陈皮燥化之性，既助半夏、天南星祛痰，又配合枳实、木香、香附以行气，且尤善理脾气，使中焦痰阻之气得行；用茯苓者，旨在增强祛湿之能，又可不失健脾之用。郁金合石菖蒲、远志可以开窍化痰、交通心肾。生姜一则可解半夏、天南星之毒，二则可助化痰利水。甘草功可益气健脾，调和药性。全方合用，共奏理气解郁、化痰开窍之功。

2. 气虚痰结证

【证候】　精神抑郁，淡漠少语，甚则目瞪若呆，妄闻妄见，面色萎黄，便溏溲清，舌质淡，舌体胖，苔白腻，脉滑或脉弱。

【治法】　益气健脾，化痰宣窍。

【方药】　香砂六君子汤（《古今名医方论》）加减。人参、白术、茯苓、甘草、陈皮、半夏、木香、砂仁、石菖蒲、肉豆蔻、白芥子。精神抑郁甚者加合欢皮、绿萼梅、郁金开郁畅气；面色萎黄甚者可加当归、川芎、酸枣仁，以养血宁神。

方用人参、白术、茯苓、甘草四君益气健脾以扶正培本。再予陈皮、半夏、木香、石菖蒲涤除痰涎、健脾行气，并使气顺痰消；加砂仁、肉豆蔻以增行气之力，使气顺痰消；白芥子辛温走散力强，功可化痰利气散结。全方合用，共奏益气健脾、化痰宣窍之功。

3. 心脾两虚证

【证候】　神志恍惚，言语错乱，心悸易惊，善悲欲哭，夜寐不安，食少倦怠，舌质淡，苔白,脉细弱。

【治法】 健脾益气,养心安神。

【方药】 养心汤(《医宗金鉴》)加减。黄芪、茯苓、当归、川芎、炙甘草、半夏、柏子仁、酸枣仁、远志、五味子、党参、肉桂。

方中黄芪、茯苓、党参健脾益气,助气血生化之源;当归、川芎以养心血,且使补而不滞;辅以柏子仁、酸枣仁、远志、五味子以宁心安神;肉桂可引药入心,以奏养心安神之功;半夏温燥,以除脾虚所生之湿,炙甘草可补脾益气,调和诸药。全方共奏健脾益气、养心安神之功。亦可与甘麦大枣汤合用。

4. 阴虚火旺证

【证候】 神志恍惚,多言善惊,心烦易躁,不寐,形瘦面红,口干,舌质红,苔少或无苔,脉细数。

【治法】 滋阴降火,交通心肾。

【方药】 黄连阿胶汤(《伤寒论》)加减。黄连、黄芩、白芍、鸡子黄、阿胶。肾阴亏虚甚者可合并左归饮;心火亢盛者,可合朱砂安神丸加减。心悸甚者合天王补心丹加减。

方中黄连苦寒降泄,直折心火;阿胶甘平质润,滋补肾水;黄芩助黄连以清热泻火;白芍助阿胶以养阴益肾,鸡子黄兼入心肾,滋肾阴、补心血,有交融水火之妙。全方合用,肾水充足,心火清降,水火既济,共奏滋阴降火、交通心肾之功。

5. 气滞血瘀证

【证候】 面色暗滞,表情呆板,胸闷太息,心悸烦乱,头痛如刺,夜不入寐,情绪不稳,喜静恶动,恶闻人声,妄见妄闻,出言无序,哭笑无常,舌质紫暗,布满瘀斑,脉沉弦而迟或见沉涩。

【治法】 理气活血,化瘀醒神。

【方药】 通窍活血汤(《医林改错》)加减。桃仁、红花、赤芍、川芎、葱白、麝香、石菖蒲、郁金。胸闷喜太息者可加柴胡、郁金、木香、青皮疏肝破气;血瘀甚者可加三棱、莪术破气行血;神志异常者可与甘麦大枣汤合用。

方中桃仁、红花、赤芍、川芎活血化瘀;郁金合石菖蒲可以开窍化痰、交通心肾;葱白、麝香通阳开窍。全方合用,共奏理气活血、化瘀醒神之功。

六、古今医案选读

【医案】

王某,女,35 岁。初诊:2009 年 5 月 10 日。

主诉:精神异常半年余。

现病史:患者因家庭不和而阵发精神异常半年余,发则喜怒无常,烦躁不安,失眠,有幻听,口中多痰涎,素精神疲倦。诊见舌苔黄腻,脉细滑略数。

中医诊断:癫病。

辨证:痰气郁结。

治则:疏肝解郁,化痰清热。

处方:主方为涤痰汤合逍遥散加减。党参、石菖蒲、茯神、郁金各 15 g,法半夏、陈皮、枳实、竹茹、炙远志、柴胡、白芍、炒白术、当归、栀子各 10 g,炒酸枣仁 30 g,胆南星 6 g,甘草 6 g。10 剂,水煎服,分 2 次温服。

二诊(2009 年 5 月 24 日):诉服药后精神异常发作时间减少,心烦失眠亦减,但仍有幻听等症。

三诊(2009 年 6 月 7 日):患者诉情绪稳定,已无幻听及失眠。诊见舌苔薄白腻,脉细滑。继用上方巩固治疗。处方:党参、石菖蒲、茯神、郁金各 15 g,法半夏、陈皮、枳实、竹茹、炙远志、柴胡、白芍、炒白术、当归各 10 g,胆南星 6 g,炒酸枣仁 30 g,甘草 6 g。10 剂。

按:此案之癫病乃因情志不遂,肝郁而起,肝郁则脾失健运,痰浊内生,加之肝郁化火,痰火扰乱心神,蒙蔽清窍,发为烦躁不安、失眠、幻听等症,故以逍遥散疏肝解郁,涤痰汤化痰开窍而获显效。涤痰汤原治痰迷心窍之中风,舌强不能言者,熊氏将其用于痴呆、癫病、脑外伤后遗症等而见痰盛者均有良效。

(选自熊继柏医案)

七、西医学研究进展

现阶段积累的多项学科研究已证明,精神分裂症的发生与发展与具有成髓鞘功能的少突胶质细胞的发育异常及髓鞘自身的功能障碍之间的关系十分密切。髓鞘主要由少突胶质细胞包绕轴突而成。成熟的少突胶质细胞能够合成如髓鞘碱性蛋白(myelin basic protein,MBP)、髓鞘蛋白脂质蛋白(myelin proteolipid protein,MPLP)、髓鞘相关糖蛋白(myelin associated glycoprotein,MAG)和少突胶质细胞糖蛋白(myelin oligodendroglia glycoprotein,MOG)等在内的多种蛋白。有证据显示髓鞘发育每个阶段异常都可能和精神分裂症的发生机制相关。少突胶质细胞是主要的成髓鞘细胞,其在保障轴突的电传导功能方面具有重要意义。有证据表明精神分裂症患者因为其少突胶质细胞异常导致其髓鞘完整性受到影响,由此探知严重精神疾病的发生可能和少突胶质细胞的病理改变有关。

第八节 狂 病

一、概述

狂病因七情化火,煎熬津液为痰,痰热壅盛,迷塞心窍所致。以精神亢奋,躁扰喧狂不宁,毁物打骂,动而多怒为特征。西医学的精神分裂症(躁狂型)、躁狂型抑郁症(躁郁症)皆见类似狂病的症状表现,可根据临床特征参照狂病进行辨证论治。

二、历史沿革

中医学对狂病的认识,历史悠久,内容丰富。"狂"之病名现有文字记载最早的是《尚书·微子》中"我其发出狂",表明在殷末时已对狂病有了初步的认识。而春秋战国时期的论著对狂病及其他神志病的见解更加丰富,狂作为精神错乱的一类疾病,在先秦以前即已列为病名。古代对狂病的称谓大致有"狂""狂疾""风狂""狂妄""狂病""狂证""狂症"等数种,其中单称"狂"者较多。另外,还有称癫狂、痫狂而癫狂痫不分者,名为惊狂、如狂、发狂等躯体疾病伴发精神障碍者,以病机命名的热狂、阳狂、虚狂,及狂越、狂言、狂走等症状性称谓。《内经》中大多单称狂,既是一个疾病名称,又是一个症状名称,其症状描述丰富、生动。如《灵枢·癫狂》篇"狂始发,少卧,不饥,自高贤也,自辩智也,自尊贵也,善骂詈,日夜不休……"该篇关于"狂"的论述,为后世研究本病奠定了理论基础。《素问·阳明脉解》中说:"病甚则弃衣而走,登高而歌,或至不食数日,逾垣上屋,所土之处,皆非其素所能也。"《难经·第五十九难》在《内经》基础上阐明"重阳者狂",提出"狂疾之始发,少卧不饥……妄笑好歌乐,妄行不休是也……"

隋代巢元方在《诸病源候论·风病诸候下》中提出"风狂"之名,此后许多医家如宋代窦材《扁鹊心书·风狂》一直沿用这一病名。至金元诸家以后,对癫、狂、痫三者逐渐区分开来,对狂病症状的描述也愈加准确。刘完素、张子和、朱震亨等人认为狂证之因"主火""主痰"。《素问玄机原病式·六气为病》中认为"心火旺,则肾水衰,乃失志而狂越",又说"多怒易狂""怒为肝志,火实则金不能平木,故肝实则多怒而为狂,次五志所发,皆为热……故狂者五志间发,但怒多尔。凡热于中,则多于阳明胃经也",主张治以寒凉药为主。张子和首倡"痰迷心窍"之说,为此主张用吐下法猛攻顽痰。朱震亨进一步发展了张子和的"痰迷心窍"说,认为:"狂属阳……狂多怒……大率多因痰结于心胸间,治当镇心神,开痰结。"《丹溪心法·癫狂》中说:"狂言如有所见,经年不愈……如心经蓄热,当清心除热,如痰迷心窍,当下痰宁志。"他还创导了"以人事制之"的学术思想,成为心理治疗的先驱。

明清两代,名医辈出,流派纷呈,狂证之证治始详。明代丁风《医方集宜·癫狂心风》提出"狂证"之名。明代孙一奎《医旨绪余·斑狂痫辨》对癫证、狂证、痫证进行了准确的描述;王肯堂《证治准绳》对神志病进行了详细的分类,狂证才作为一个相对独立的疾病被承认,从而结束了历史上癫、狂、痫三病混淆不清的局面。清代王清任创立了癫狂梦醒汤,主张该病乃血瘀所致,认为:"癫狂一症,哭笑不休……乃气血凝滞脑气,与脏腑之气不接,如同作梦一样。"《张氏医通·神志门》集狂证治法之大成:"上焦实者,从高抑之,生铁落饮;阳明实者,脉伏,大承气汤去厚朴加当归、铁落饮,以大利为度;在上者因而越之,来苏膏或戴人三圣散狂证涌吐,其病立安,后用洗心散、凉服散调之,形证脉气俱实,当涌吐兼利,胜金丹一服用神效……《经》云:喜乐无极则伤魄,魄伤则狂,狂者意不存,当以恐胜之,以凉药补魄之阴,清神汤。"其关于清神汤的论述符合狂证日久多阴虚的临床实际。明清尚有众多医家,如戴思恭、楼英等,对于狂证均有较多的论述。

三、目前流行病学状况

近年来,精神障碍被越来越多的人所重视,它也成为影响人类健康的重要疾病之一。在我国,除痴呆外,所有精神障碍的加权终生患病率为16.6%,其中精神分裂症加权终生患病率为0.6%。

四、病因病机

本病多因情志抑郁、痰浊上扰、气血瘀滞而迷塞清窍,阻闭神明所引起。其病因病机包括以下几个方面。

1. 阴阳失调 《素问·生气通天论》说:"阴不胜其阳,则脉流薄疾,并乃狂。"《飞难经·二十难》亦曰:"重阳者狂,重阴者癫。"说明阴阳平衡失调,不能相互维系,以致阴虚于下,阳亢于上,心神被扰,神明逆乱而发为狂证。

2. 七情内伤 恼怒惊恐,或喜怒无常而致心阴亏耗,肝肾阴虚,心肝不足,心火暴张,则狂言乱语,骂人不休,逾垣上屋;或所欲不遂,思虑过度,损伤心脾,心虚则神耗,脾虚则不能生化气血,或脾胃阴伤,胃热炽盛,则心肝之火上扰,神明逆乱,发为狂证。

3. 痰气上扰 《证治要诀·癫狂》曰:"有狂由七情所郁,遂生痰涎,迷塞心窍。"系指由于痰气上扰心神,以致清窍被蒙,心神逆乱而引起狂证发作。

4. 气血郁滞 多由情志抑郁,或外伤而致气滞血瘀,使脑气与脏腑之气不相连接而发狂。正如《医林改错·癫狂梦醒汤》所言:"应狂一症,哭笑不休,骂人歌唱,不避亲疏,许多恶态,乃气血凝滞,脑气与脏腑气不接,如同作梦一样。"本病病位在心、脑,与肝、胆、脾密切相关,性情急躁、易于发怒等是发病的常见因素,并常有内伤七情的先兆症状,起病较急,来势凶猛,可缠绵难愈,日久则由狂转癫。

五、辨证论治

(一)辨证要点

1. **辨神气** 神气是活动的外在表现,若见神情外露,神采焕发,目光炯炯有神,情绪激昂之狂证,属阳,为痰火扰心之征象。

2. **辨情志** 情志属于思维活动的反映,狂证以兴奋为主。

3. **辨体态** 体态是受精神活动所支配的行为表现。狂证以妄动为主,裸体狂奔,不避亲疏,毁物伤人,甚至自杀。皆属五志化火,鼓动阳明痰热,痰火扰心,蒙蔽脑窍、脑气失聪而为。

(二)治疗原则

狂证由于气郁、痰火互结、扰乱心神。属实者治以理气开郁,祛痰清火;属虚者治以养心益脾安神。狂证总因七情内伤,使阴阳失调,或气并于阳,或血并于阴而发病,故治疗总则为调整阴阳,以平为期。

(三)辨证分型及治疗

1. **痰火扰神证**

【证候】 起病急,常先有性情急躁,头痛失眠,两目怒视,面红目赤,突然狂暴无知,情感高涨,言语杂乱,逾垣上屋,气力逾常,骂詈呼号,不避亲疏,或毁物伤人,或哭笑无常,登高而歌,弃衣而走,渴喜冷饮,便秘溲赤,不食不眠,舌质红绛,苔多黄腻,脉弦滑数。

【病机】 五志化火,鼓动阳明痰热,上扰清窍,故见性情急躁,头痛失眠;阳气独盛,扰乱心神,神明昏乱,症见狂暴无知,言语杂乱,骂詈不避亲疏;四肢为诸阳之本,阳盛则四肢实,实则登高、逾垣上屋,而气力超过寻常,舌绛苔黄腻,脉弦而滑数,皆属痰火壅盛,且有伤阴之势,以火属阳,阳主动,故起病急躁而狂暴不休。

【治法】 镇心涤痰,泻肝清火。

【方药】 生铁落饮加味(《医学心悟》)加减。天冬、麦冬、贝母、胆南星、橘红、石菖蒲、远志、连翘、茯苓、茯神、玄参、钩藤、丹参、生铁落、辰砂。如痰火壅盛而舌苔黄腻甚者,同时用礞石滚痰丸(《养生主论》)泻火逐痰,再用安宫牛黄丸(《温病条辨》)清脑开窍。脉弦实,肝胆火盛者,可用当归龙荟丸(《宣明论方》)泻肝清火。

方中生铁落重镇降逆;胆南星、贝母、橘红等清涤痰浊;石菖蒲、远志、茯神、辰砂宣窍安神益脑;麦冬、天冬、玄参、连翘养阴清热。

2. **阴虚火旺证**

【证候】 狂证日久,病热较缓,精神疲惫,时而躁狂,情绪焦虑、紧张,多言善惊,恐惧而不稳,烦躁不眠,形瘦面红,五心烦热,舌质红,少苔或无苔,脉细数。

【病机】　狂乱躁动日久,必致气阴两亏,如气不足,则精神疲惫,仅有时狂躁而不能持久。由于阴伤而虚火旺盛,扰乱心神,故症见情绪焦虑,多言善惊,烦躁不眠,形瘦面红等。舌质红、脉细数,也为阴虚内热之象。

【治法】　滋阴降火,安神定志。

【方药】　二阴煎(《景岳全书》)加减。生地黄、麦冬、酸枣仁、生甘草、玄参、茯苓、黄连、木通、灯心草、竹叶。

方中生地黄、麦冬、玄参养阴清热;黄连、木通、竹叶、灯心草泄热清脑安神,茯苓、酸枣仁、甘草养心安神。亦可合用定志丸(《备急千金要方》)以资调理。

3. 气血凝滞证

【证候】　情绪躁扰不安,恼怒多言,甚则登高而歌,弃衣而走,或目妄见,耳妄闻,或呆滞少语,妄想离奇多端,常见面色暗滞,胸胁满闷,头痛心悸,或妇人经期腹痛,经血紫暗有块,舌质紫暗有瘀斑,舌苔或薄白或薄黄,脉细弦,或弦数,或沉弦而迟。

【病机】　本证由血气凝滞使脑气与脏腑不相接续而成,若瘀兼实热,苔黄,脉弦数,多表现为狂证。

【治法】　活血化瘀,理气解郁。

【方药】　癫狂梦醒汤(《医林改错》)加减。桃仁、赤芍、柴胡、香附、青皮、陈皮、大腹皮、桑白皮、苏子、木通、甘草。

方中重用桃仁合赤芍活血化瘀,还可加用丹参、红花、水蛭以助活血之力;柴胡、香附理气解郁,青皮、陈皮、大腹皮、桑白皮、苏子行气降气,半夏和胃,甘草调中。如蕴热者可用木通、黄芩以清之;兼寒者加干姜、附子助阳温经。

（四）转归与预后

狂证多起病急骤,病势较急。初起多为痰火扰神之实证。若因失治,护理失当,证情逐渐恶化,由实转虚,造成终生痼疾;或由狂转癫,则较难治愈。初起时,若治疗及时并配合社会、心理、文娱、行为等疗法以及恰当的护理,可使病情缓解或痊愈。但在原有的生活环境和社会条件、心理因素的作用下又可复发,其预后较差。

（五）预防与调护

调畅情志,适当进行功能锻炼,保持心情开朗。饮食清淡,忌服肥甘厚腻辛辣之品。躁狂患者应安置在光线柔和、宽敞明亮的重点病房,这样既可使患者感到心情舒畅,又能得到加强护理与安全管理。对躁狂患者要有高度的责任心和同情心,密切关注患者,掌握其兴奋躁动的规律,从而采用有效的护理措施。

六、古今医案选读

【医案】

鲍,三十二岁。十月初二日。

大狂七年,先因功名不遂而病,本京先医市医儒医,已历不少,既徽州医、杭州医、苏州医、湖北医。所阅之医,不下数百矣,大概补虚者多,攻实者少。间有已时,不旋踵而发。余初诊时,见其蓬首垢面,下体俱赤,衣不遮身,随作随毁,门窗分碎,随钉随拆,械系手足,外有铁索数根,锢锁于大石盘上,言语之乱,形体之赢,更不待言。细询其情,每日非见妇人不可,妇人不愿见,彼尽闹不可,叫号声嘶,哀鸣令人不可闻,只得令伊芳姬外家强侍之,然后少安,次日仍然,无一日之空。诊其脉六脉弦长而劲,余曰:此实症,非虚症也。于是用极苦以泻心胆二经之火,泻心者必泻小肠,病在脏,治其腑也,但无出路,亦必泻小肠也。

龙胆草(三钱),胡黄连(三钱),天冬(三钱),细生地(三钱),丹皮(三钱),大麦冬(三钱,连心)。

服二帖而大效,妄语少而举动安静,初三日见其效也。以为久病体虚,恐过刚则折,用病减者减其制例,于原方减苦药,加补阴之甘润。

初五日,病家来告云,昨服政方二帖,病势大重,较前之叫哮妄语加数倍之多,无一刻静,此症想不能治,谅其必死,先生可不诊矣。余曰:不然,初用重剂而大效,继用轻剂加补阴而大重,吾知进退矣。复诊其脉,弦长而数,于是重用苦药。

龙胆草(六钱),洋芦荟(六钱),天冬(五钱),麦冬(五钱,连心),胡黄连(五钱),秋石(二钱),乌梅肉(五钱)。

一气六帖,一日较一日大效,至十一日大为明白,于是将其得病之由,因伊芳念头之差,其念头之差,因未识文章至高之境,即欲至高,尚有命在,非人力所能为,何怒之有。人生以体亲心为孝,痛乎责之,俯首无辞,以后渐去苦药加补阴,半月而后,去刑具,着衣冠,同跪拜,神识与好人无异。服专翕大生膏一料而大壮,下科竟中矣。

(选自《吴鞠通医案·卷二·癫狂》)

七、西医学研究进展

目前已证明炎症与抑郁症和精神分裂症的病理生理机制相关,meta分析表明,抑郁症患者和精神分裂症患者的血液中肿瘤坏死因子-α、IL-6等促炎细胞因子水平显著升高。而既往研究表明可溶性环氧化酶(soluble epoxide hydrolase,sEH)与炎症相关,因此可溶性环氧化酶有望为探究精神疾病提供一个新视角,为精神疾病的预防和治疗提供一个更好的策略。

第三章
中医睡眠疾病的康复与预防

第一节　睡眠疾病饮食、起居养生防治

《素问·藏气法时论》曰："五谷为养,五果为助,五畜为益,五菜为充,气味合而服之,以补精益气。"《素问·五常政大论》指出:"谷肉果菜食养尽之,无使过之,伤其正也。"《备急千金要方》中亦指出:"为医者,当晓病源,如有所犯,以食治之,食疗不愈,然后命药。"故而日常生活中,睡眠疾病患者可通过饮食上的调理或药膳来治疗睡眠疾病,方法简单安全,还会有意想不到的效果,下面就介绍一些这方面的内容。

1. 香蕉　大家都知道,香蕉又被称作"快乐蕉",它是我们生活中最为普遍的水果之一,香蕉本身易被人体消化,并能为人体提供均衡的营养,因此无论老少,都可以安心地食用。除此之外,香蕉还是包着果皮的"安眠药",它除了含有丰富的复合胺和 N-乙酰-5-甲氧基色胺之外,还富有能使肌肉放松的镁,可以舒缓肌肉疲劳,使人体在情绪改善和肌肉放松的双重作用下,更快地达到安然入睡的状态。

2. 温奶　睡前喝杯温奶有助于睡眠的说法早已众人皆知,这是因为牛奶中含有两种催眠物质:一种是色氨酸,它能促进大脑神经细胞分泌出使人昏昏欲睡的神经递质——5-羟色胺;另一种是对人体生理功能具有调节作用的肽类,其中的"类鸦片肽"可以和中枢神经结合,发挥类似鸦片的麻醉、镇痛作用,让人感到全身舒适,有利于解除疲劳并入睡。

3. 食醋　长途旅行后,如果劳累过度,夜难安睡,可用一汤匙食醋兑入温开水中慢服。这是因为醋中含有多种氨基酸和有机酸,有显著的消除疲劳的功效,还可以加速人体的血液循环,提高血红蛋白的携氧能力,改善身体各部位因为疲劳而导致的缺氧状态,增强各系统的新陈代谢,有利于身体中二氧化碳和废气的排出,从而使人体得到放松,消除疲劳,易于安睡。

4. 全麦面包　全麦面包对于一些注重健康饮食的人来说早已不陌生了,它是非常理想的减肥食品,可以给人体提供丰富的粗纤维和碳水化合物。一片全麦面包,搭配茶和蜂

蜜,能够帮助人体释放一种胰岛素,这种胰岛素能够使得色氨酸达到人脑,并在人脑转化为复合胺,复合胺可以使人心情愉悦,减少负面情绪,从而促进睡眠。

5. 燕麦　燕麦中含有丰富的可溶性纤维和蛋白质,能给人以饱腹感,如果睡前感到饥饿,吃燕麦可以帮助按捺食欲。除此之外,燕麦还是很有价值的睡前佳品,它含有富足的 N-乙酰-5-甲氧基色胺,这种物质具有安抚和恢复神经的特性,能帮助你睡个好觉。

6. 莴笋　莴笋是一种口感爽脆,味道清新的蔬菜,不管是凉拌还是清炒都可以做成一道美食。除此之外,莴笋中有一种乳白色浆液,这种乳白色浆液具有神奇的镇静安神作用,非常适宜有神经衰弱和睡眠疾病的人服用。使用的时候,将莴笋带皮切成片煮熟,熬成汤饮用,特别是在睡前服用,更具有很好的帮助睡眠的功效。

7. 莲子　莲子清香可口,具有补心益脾、养血安神等功效,其中,莲子心还具有降火的功效。近年来,生物学家经过反复试验证实,莲子中含有的莲子碱、芳香甙等成分均有镇静作用,食用后可以促进胰腺分泌胰岛素,进而可增加5-羟色胺的供给量,而5-羟色胺是决定人睡眠质量的重要成分。所以,每晚睡前服用糖水煮莲子会有良好的助眠作用。

8. 大枣　大枣口感甜美,具有补血的功效,是许多女孩子的最爱,除此之外,大枣中包含的物质还有糖类、蛋白质、维生素C、有机酸、黏液质、钙、磷、铁等,具有补脾、安神的功效。如果有睡眠疾病或者神经紧张,每日晚上用大枣 30～60 g,加水适量煮食,或与百合煮粥食用,可帮助你进入睡眠。

9. 小米　小米含有多种维生素、氨基酸、脂肪和碳水化合物,营养价值较高,每 100 g 小米含蛋白质 9.7 g、脂肪 3.5 g,都不低于稻和麦。小米除含有丰富的营养成分外,还含有一种叫作色氨酸的物质,这种物质通过人体的分解吸收之后能够放松神经,且小米中色氨酸的含量为谷类之首。中医认为,长期食用小米具有健脾、和胃、安眠等功效。

10. 糖水　若因烦躁发怒而难以入睡,可饮一杯糖水。因为糖水在体内可转化为大量血清素,此物质进入大脑,可使大脑皮层抑制而易入睡。但不推荐糖尿病患者饮用。

11. 鲜藕　藕中含有大量的碳水化合物及丰富的钙、磷、铁和多种维生素等,具有清热、养血、除烦等功效。可治血虚睡眠疾病。食法:取鲜藕以小火煨烂,切片后加适量蜂蜜,可随意食用,有安神助眠之功效。

12. 核桃　核桃具有改善睡眠质量的功效,因此在临床上常用来治疗神经衰弱、睡眠疾病、健忘、多梦等症状。

13. 龙眼　其味甘、性温,具补心益脑、养血安神之功效。临睡前饮用龙眼茶或取龙眼加白糖煎汤饮服均可,对改善睡眠有益。

14. 洋葱　洋葱是调味菜,其实它也是功效极强的"安神菜"。它不仅含有刺激泪腺的大蒜素,更能提升人体吸收维生素 B_1 的能力,促进新陈代谢,消除疲劳,改善注意力涣散的状况,对安神助眠帮助较大。

15. 酸枣仁粥　将炒酸枣仁 30 g 加水 1 500 ml,煎至 1 000 ml,去渣,加入粳米 50～

100 g 煮粥,加少量食盐调味即可服用。一般 7～10 日为 1 个疗程,服用 3～5 个疗程。

16. 夜交藤粥　夜交藤 60 g,去残叶,用温水浸泡片刻,煎 20 min,去渣,加入粳米 50 g,大枣 6 g,同煮至米烂粥熟,再加白糖调味佐食。

17. 莲子百合瘦肉汤　莲子 50 g,百合 50 g,洗净备用,将 250 g 猪瘦肉切成小块,一起加水煲汤。适用于合并神经衰弱、体虚、心悸的睡眠疾病患者。

18. 柏子仁炖猪心　将适量柏子仁放入猪心内,加水炖煮。适用于合并心悸、肠燥便秘的睡眠疾病患者。

19. 合欢花蒸猪肝　干合欢花用清水浸泡 4～6 h,将猪肝 100～150 g 切片,然后将合欢花和猪肝一起放碟中,加食盐调味,隔水蒸熟,食猪肝。适用于合并胁痛的睡眠疾病患者。

20. 远志枣仁粥　远志 15 g、酸枣仁 10 g、粳米 75 g。粳米淘洗干净,放入适量清水锅中,加入洗净的远志、酸枣仁,用大火烧开后转小火煮成粥,可作夜餐食用。此粥有宁心安神、健脑益智之功,可治疗老年人血虚所致的惊悸、睡眠疾病、健忘等症。

21. 五味子蜜饮　五味子 30 g,蜂蜜 20 g,将五味子洗净,加适量水用大火煮沸,改用小火煎煮 20 min,去渣取汁,待汁转温后加入蜂蜜搅匀,分次服用,有宁心安神、养阴润肠之功,适用于肝肾阴虚型睡眠疾病,对伴有心悸者尤为适宜。

22. 茯神牛奶饮　茯神粉 10 g、鲜牛奶 200 g,茯神粉用少量牛奶化开,再将煮沸的鲜牛奶冲入即成,早晚分服,可宁心安神、补充钙质,适用于睡眠疾病兼有骨质疏松者。

23. 鲜花生叶茶　鲜花生叶 600 g,将花生叶洗净晒干,揉碎成粗末,每次取 10 g,放入茶杯中加入沸水冲泡代茶,频频饮用,适用于各种睡眠疾病患者。

晚上是我们身体的休养时间,所以睡前的饮食要十分注意。中医学认为"胃不和则卧不安","饮食过度,食不消化,郁而化火,热扰心神"。肠胃舒服、和顺,才能保证优质睡眠。晚餐不要吃得太饱,如果晚饭吃得太多,在过饱状态下睡着,那么会造成胃肠负荷过重,本该休息的胃肠道不得不加班加点才能把多余的营养物质消化掉,如果消化不完全,就会产生过量的气体和食物残渣,产生腹胀和便意,而影响睡眠的质量。晚餐七八成饱即可,也不要过烫,宜清淡,小米粥是不错的选择。少吃土豆、洋葱、豆类、大白菜等易产生气体的食物,也不要吃辣椒、大蒜等辛辣食物,以免造成肠胃不适,影响睡眠质量。晚餐不要吃得太晚,一般晚饭应在睡前 4 h 左右,这样食物可以消化吸收,不至于影响睡眠。睡前 2 h 最好不要再吃东西,以免引起胃酸分泌增加,给肠胃带来更多负担。如果临睡前感觉特别饿,可以稍微吃一点清淡的饮食,比如吃一片全麦面包。相反,饿着肚子的时候也同样睡不着,即使勉强睡着了,也常常因饥肠辘辘而醒来。为什么饥饿的时候也睡不着呢? 因为胃排空后会形成所谓的"饥饿状态",而饥饿所产生的不适感会上传至大脑,另外,饥饿时血糖降低,血糖降低的信号也会传至脑部,从而引起睡眠困难。当下,一些人过分追求苗条,为此过度节食,每餐进食很少,甚至干脆饿着肚子,这样体重虽然减了下去,却出现了睡眠困难,甚至睡眠疾病,结果严重影响身体健康和正常的工作学习,得不偿失。因此晚饭宜少而不可不吃不喝。

茶和咖啡都属于中枢神经系统的兴奋剂,含有咖啡因,能刺激神经系统,同时还有一定的利尿作用,可导致半夜频繁上厕所,是睡眠疾病的常见原因,所以晚饭后最好不要喝浓茶或咖啡。睡前饮酒曾经被很多人认为可以促进睡眠,所以有些患者试图借助酒精帮助入睡,多在上床入睡前饮酒。起初,的确能达到改善入睡的目的,但随着时间的推移,酒精对睡眠的诱导作用逐渐减弱,此时,便可产生不易察觉的戒断症状,如睡眠中突然醒来、出汗、头痛和口干等,进而可继发与酒精相关的睡眠维持障碍。如果突然停止饮酒,还可产生严重睡眠疾病、夜间频繁觉醒。另外,临睡前最好不要再大量饮水,尤其是容易起夜的人,否则半夜起来上厕所会干扰睡眠。如果口渴,可以少量喝一口。很多人有晚上喝牛奶的习惯,为了避免起夜,可以提前一点儿喝,或者只喝半杯牛奶。

中医学认为人与自然界是统一的整体,自然界的一切生物受四时气候变化的影响,人必须顺应自然四时而生活起居,春夏养生养长,秋冬养收养藏,否则会导致五脏功能障碍,发生疾病。就昼夜而言,《素问·生气通天论》《素问·金匮真言论》均论述了自然界阴阳之气在一昼夜中的消长规律,人亦如此。《灵枢·口问》曰:"卫气昼日行于阳,夜半则行于阴。阴者主夜,夜者卧……阳气尽,阴气盛,则目瞑;阴气尽而阳气盛,则寤矣。"人体的气机升降与自然界的阴阳消长相伴,随着阳长而上升,随着阴盛而下降,这对于诊治疾病、择时服药、因势利导有着重要意义。

按照《黄帝内经》的养生理论,春季应"夜卧早起",即晚睡早起。过了冬季,白天逐渐延长,夜晚逐渐缩短,我们也应该顺应这种自然界昼夜的变化规律,适度减少夜间的睡眠,增加白天的活动时间。中医认为,人体阳气的生发和闭藏,是与睡眠密切相关的。当我们清醒时,阳气行于表、行于外;当我们入睡时,阳气行于内、行于脏。因此,要想使人体的阳气像自然界的阳气一样能够升发,就要减少夜间的睡眠时间,睡眠过多,极易使人体的阳气郁滞于体内,不利于"养阳"。需要说明的是,虽然春季要"晚睡早起",但早起也不要早于鸡鸣的时段,即不要在 5 点前起床;晚睡不要晚于半夜子时,即不要在晚上 11 点后再睡,否则,也会对人体健康不利。

夏季应"夜卧早起",即以晚睡早起为原则,但早起也不要早于鸡鸣的时段,即不要在 5 点前起床;晚睡不要晚于半夜子时,即不要在晚上 11 点后再睡。夏季炎热,有时会影响到晚上的睡眠质量。对很多晚上睡不好的人来说,适时的午睡可以作为一种补偿。但午睡时间最好在 1 个小时左右,不要过长。盛夏炎热,长夏潮湿,易生细菌,保持床铺整洁清新,不但可使人有个良好的睡眠环境,而且还可以有份好的睡眠心情。夏天睡觉,宜选用天然草本植物精细编织而成的草席或以中国特有的瓷竹、毛竹为原料制成的竹席,配以用竹子等材料制作的凉枕,提高睡眠的舒适感。并且在腹部盖上毛巾被,以免腹部受寒。

秋季应"早睡早起"。秋天,大自然阴气始盛,阳气始衰,万物气机处于内收内敛尚未潜藏的阶段，顺应自然界的这种变化规律，人们此时的睡眠应遵循早睡早起。早睡有助于养蓄阴精，收敛神气，早起则利于肺气舒展，又防收敛太过，从而达到一年四季中阴阳最为平衡的"黄金状态"。

冬季应"早卧晚起"，起床的时间最好在太阳出来之后。因为早睡可以保养人体阳气，保持温热的身体，而晚起可养人体阴气。待日出再起床，就能躲避严寒，求其温暖。睡觉时不要贪暖而蒙头睡。被窝里的空气不流通，氧气会越来越少，时间一长，空气变得混浊不堪。人在这样的环境中睡觉，就会感到胸闷、恶心或从睡梦中惊醒、出虚汗，第二天会感到疲劳。

中国古代对于睡卧的方位也是非常有讲究的。唐代著名医家孙思邈在《备急千金要方·道林养性》中曾说："凡人卧，春夏向东，秋冬向西。"就是说，睡眠的方位，春夏二季，头向东，脚朝西为宜；秋冬二季，头向西，脚朝东为宜。这是因为春夏属阳，秋冬属阴；从方位上讲，东方属阳，西方属阴。春夏之季阳气升发旺盛，秋冬之季阳气敛藏而阴气渐盛，故春夏之季头向东卧以顺应阳气，秋冬之季头向西卧以顺应阴气，符合中医"春夏养阳，秋冬养阴"的养生原则。

我国有句俗语"卧如弓"，推为金牌睡姿——半侧卧，《备急千金要方·道林养性》说："屈膝侧卧，益人气力，胜正仰卧。"是主张以侧卧为宜。但其侧卧之说，是指半侧卧，因为脊柱形成弓状，四肢容易放到舒适位置，保证了周身部位的放松、气血的顺畅、脏腑的通达，而且胸部受压最小，不会影响内脏功能。所以我们平时在睡眠时最好养成侧睡的习惯，而不要仰睡或俯睡。一般人以右侧卧位为好。特殊人群的睡眠姿势参考如下：胃食管反流病患者以及颈椎或腰部疼痛、双侧肺结核患者适合仰卧；孕妇以及打鼾患者适合侧卧；心脑血管疾病、呼吸系统疾病患者适合右侧卧位。不要蒙头睡觉，睡觉时把头露在外面，保持通畅的呼吸，减少二氧化碳对人体的不良影响，可以保证晚上睡个好觉，白天有个清醒的头脑。

晚上 11 点至早上 6 点是黄金睡眠时间，为了保证优质睡眠，最好在晚上 11 点前上床睡觉。晚上 11 点到次日凌晨 1 点是子时，这个时候是胆经当令。"当令"就是当班的意思。子时是一天中最黑暗的时候，阳气开始生发。《黄帝内经》里有一句话叫作"凡十一藏，取于胆也"。十一脏的表现如何取决于胆的生发，胆气升发正常，全身气血才能随之而起。子时休息好，对一天至关重要。子时是阴阳交汇之时，也是万籁俱静之时，这个时候应当睡觉。道家有云："一气分阴阳"，而阴阳相合则又变生为元气。如果这个时候还在用思不宁，劳作不息，就会干扰阴阳交合，使元气生发受到干扰。

床铺的选择与个人习惯有关，床位宜软硬适度，最好选择棕床，既柔和又有一定弹性，最有利于睡眠。被褥宜薄厚适中，以温暖的棉制品为佳。睡觉离不开枕头，适宜的枕头有利于全身放松，能够保护颈部和大脑，可促进和改善睡眠。枕位宜高低适合：一般以低于肩膀到同侧颈部的距离为宜，躺平后枕头有一个拳头的高度，最好保证在 8～10 cm。虽有"高枕无忧"的说法,但千万不要引申为枕头越高越好。枕头宜长宽适合:枕头以稍长为宜,枕头的长度应够头部在睡眠时翻一个身的位置,且不宜过宽,以 15～20 cm 为宜,过宽易使头颈部关节、肌肉紧张。枕头宜软硬适中:以稍有弹性为好,最适于安眠的枕芯是以荞麦为材料,而不是现在流行的羽毛、海绵枕头。如果经常睡不好,可以在枕芯中塞一些野菊花,清香扑鼻有利于入眠,或装入草决明、灯心草、黑豆等制成药枕,防治睡眠疾病。睡衣选宽大舒适的,尤其是衣领部要宽松,否则容易妨碍呼吸;睡衣的基本功能是护住肩颈,这些都是比较容易受寒的部位,尤其是有肩周炎、颈椎病、脾胃虚寒的人更应注意;材质以棉质、丝质为佳,不宜过厚。

环境因素与人们睡眠的质量息息相关。尽量使我们所处的环境安静优美,空气清新,光照适宜,有合适的温度和湿度,对睡眠质量的提高大有裨益,尽量让自己在不会发生瞬间改变的环境中入睡。大家知道,强光影响睡眠。人在睡眠时,光亮会造成眼皮刺激视神经,而且抑制松果体分泌褪黑素,故睡眠时寝室光线宜暗不宜亮,台灯、壁灯的光线要柔和一些。有时虽然环境很安静,却因亮度关系而睡不着,为获得良好睡眠,卧室的窗帘最好装厚一点、遮光好一点的,也可在窗帘内衬一层黑色的布料。居室空气的好坏,对睡眠质量影响也比较大。完全密闭的卧室由于空气不流畅,二氧化碳浓度过高,往往影响大脑功能,白天使人困乏,夜晚污浊的空气可使睡眠质量大为下降,即使深熟的睡眠也会感到不解乏。因此,我们要注意居室内的通风,最好每天打开窗户让空气流通一下,也可以在入睡前半小时把窗户打开就能充分换气,即使阴雨天也可把窗户开一条小缝,使空气循环。睡眠还需要适宜的温度和湿度。一般卧室的温度以保持 18～20℃ 为宜,温度高于 28℃ 就可影响到大脑活动。温度太高使人感到烦躁不安,有时还会出汗;温度太低则使人蜷缩一团,都不利于入睡。空气中湿度太大或过于干燥,也会使人感到不适,不利于正常的睡眠。湿度以 40%～60% 为宜,如果过于干燥,尤其见于北方冬天用暖气的居室,可在地上放一盆水,或可用加湿器来调节。噪声对睡眠的影响也显而易见,尽可能选择安静环境入睡。"静"和"暗"是睡眠的两大要素。睡眠疾病的患者对环境尤要注意,努力营造一个舒适的环境,对睡眠的改善非常重要。避免噪声有多种方法,在装修卧室时用隔音的天花板,在地板上铺设地毯也是吸收声音的良策,用较厚重的窗帘可以挡住外来的噪声,个人防护以戴耳塞较为方便。

有睡眠疾病的人虽掌握不了入睡的时间,但比较容易控制起床时间,实在难以控制的话可以借助闹钟。专家们说,如果你每天早晨在同一时间起床,即使周末、节假日也不例外,这也许是建立你良好睡眠习惯的最重要步骤。因为同一时间把自己暴露在亮光中,实际上是给了大脑一个刺激,像定好一个闹钟。专家说这个闹钟一旦定好并发生作用,那么晚上到一定时间它又会导致大脑昏昏欲睡。这就为夜间的睡眠提供了良好的基础。因此,每天在同一时间起床,即使晚上没有睡好第二天也按时起床。切勿赖在床上"补觉",因为这会破坏觉醒-睡眠节律,不利于第二天的睡眠。起床以后也不要在昏暗的卧室中待着,出去锻炼锻炼身体或在阳光明媚的窗前吃一顿丰盛的早餐,开始新的一天。坚持良好的睡眠作息制度,定时起床,定时休息,那么身体内的生理性物质到时候就会自动调节,让人轻松入睡。

睡前有一些注意事项,就好比吃药的"忌口"。比如腹部要保暖,睡觉时腹部保暖也很重要,人进入安静的状态,气血运行缓慢,寒邪易于入侵。因此睡眠时一定要让腹部保持温暖,尤其是夏天,老年人更应注意。上床马上关灯,这样不容易受外界光线的影响,有助于快速入睡,卧室适合用浅蓝、米色、白色等冷色调的光,喜欢开灯睡的人,建议把灯光调至昏暗,有助于神经系统进入抑制状态。睡前不要大声说话,躺下准备睡觉的时候应闭口不言,元气就不会往外泄,邪气也不会侵入体内,这样才能睡个好觉。睡前别玩手机,很多人会利用晚上的时间躺在床上玩手机游戏、看新闻、微信,或者和朋友"煲个电话粥",这不仅不能令人放松,反而会导致更加疲惫。晚上 9 点后最好避免过于兴奋,不要看情节紧张、激烈的影视剧、枪战片,也不要进行卡拉 OK、打麻将等让大脑皮层比较活跃的活动,否则大脑的兴奋点不能及时"关掉",会导致入睡困难,或者夜里反复做梦,第二日起床后会感觉昏昏沉沉,没有精神。如果你躺下 20 min 仍然没有睡着,还精神抖擞、思维活跃,那也不要强迫自己入眠,摒除想睡的想法,起床看一些枯燥无味、难以理解的文字或哲学书,听一些慢节奏的音乐,等到昏昏欲睡时,再上床。注意不要阅读报刊或有意思的小说,否则会使情绪激动而更加难以入眠。对于难以入眠的患者来说,待有睡意时再上床是正确的睡眠习惯。不要为了补充睡眠时间就很早上床,在床上忧思冥想,辗转反侧,这样不仅无助于睡眠,反而易形成对睡眠的恐惧感。

第二节 针灸推拿防治

一、历史沿革

先秦及秦以前已经有了对于失眠的论述,《内经》也记载了用半夏饮治疗失眠。而关于针灸著作对失眠的记载,最早可追溯到西汉时期,马王堆出土的《足臂十一脉灸经》和《阴阳十一脉灸经》,但其仅记载了"不得卧"的疾病名称,并没有治疗方法。直到《内经》时期才开始有了部分用针刺治疗睡眠相关疾病的描述,如《灵枢·癫狂》使用经络腧穴治疗"少卧";《素问·刺热》刺肝经治疗"不得安卧";《灵枢·热病》治疗热病,不仅指明了治疗穴位,还规定了所用的针具类型。但此类治疗还是偏重继发于精神疾病和躯体疾病的睡眠障碍。

至两晋南北朝时期开始出现关于针刺治疗原发性失眠的记载,《针灸甲乙经》中用针刺治疗"不得眠"。辽宋金元时期,《铜人腧穴针灸图经》记录了多个穴位可以用于失眠的治疗。《针灸资生经》用支正治疗"不得睡"。到明清时期,基于"营卫不和,阴阳失调"的基本病机,针灸治疗失眠多取用任督二脉之腧穴和背俞穴。而至现代,针灸治疗失眠在临床广为应用,治疗的方法种类也越来越多。

二、中医辨证分型论治

根据失眠患者的具体情况,辨证配取穴位,在恢复人体功能的基础上,全面调节人体的脏腑经络,使阴平阳秘,精神乃治,阴阳平衡,以达到养心、宁心、镇静、安神的作用,可明显改善睡眠,无不良反应,更无副作用,解除患者对镇静安眠药物依赖性的恐惧心理。针灸治疗失眠以体针为主,除此之外还有皮肤针、耳穴、艾灸、放血等疗法。

（一）体针疗法

本病辨证首分虚实。虚证,多属阴血不足,心失所养,临床特点为体质瘦弱,面色无华,神疲懒言,心悸健忘。实证为邪热扰心,临床特点为心烦易怒,口苦咽干,便秘溲赤。次辨病位,病位主要在心。由于心神的失养或不安,神不守舍而不寐,且与肝、胆、脾、胃、肾相关。如急躁易怒而不寐,多为肝火内扰;脘闷苔腻而不寐,多为胃腑宿食,痰热内盛;心烦心悸,头晕健忘而不寐,多为阴虚火旺,心肾不交;面色少华,肢倦神疲而不寐,多属脾虚不运,心神失养;心烦不寐,触事易惊,多属心胆气虚等。

根据辨证分型进行取穴治疗。

主穴:印堂、百会;列缺、照海;合谷、太冲、内关、神门。

配穴:气郁化火配行间;痰热上扰配丰隆、阴陵泉;心脾两虚配心俞、脾俞、三阴交;阴虚火旺配太溪、大陵;心虚胆怯配胆俞、心俞。根据辨证虚实采用补虚泻实的手法。

（二）皮肤针

取穴:常用穴:颈椎1～7两侧、胸椎5～12两侧。

备用穴:额部、头部、眉弓、神门、足三里、三阴交。

操作:上述部位均取,重点用皮肤针叩刺常用穴之两侧,手法轻度或中度。先从颈椎开始,自上而下叩刺2遍。然后在胸椎5～12作横行刺,每横行部位3针。在穴位表面0.5～1.5 cm范围内按常规叩刺20～50下。额部横叩打3行,头部呈网状叩打。手法同前。以局部皮肤潮红或微出血为宜。每日或隔日1次,12次为1个疗程,疗程间隔1周。

（三）耳穴压丸

取穴:常用穴为心、缘中、神门。

备用穴:肾、皮质下、肝、内分泌、脾。

操作：一般仅取常用穴，效不显时加选备用穴 1～2 穴。贴压物可用王不留行子、绿豆或冰片（预先制备成米粒大之颗粒），贴压于一侧穴上。然后每穴按压 1 min，使耳郭充血发热。令患者每日自行按压耳穴 3～5 次，睡前必须按压 1 次，时间为每穴约 1～2 min。隔日换贴 1 次，两侧穴位交替应用。10 次为 1 个疗程，疗程间隔 4 日。

（四）刺血疗法

主要用于痰热内扰、肝火内盛等实证的治疗。

常用穴：阿是穴。

备用穴：内中魁。

操作：先以耳穴探测仪或探测棒在耳根部仔细测出敏感点，做好标记。常规消毒后，用消毒弹簧刺针或三棱针迅速点刺，出血如绿豆大。每次只刺一侧，每日或隔日 1 次，两耳交替。疗效不显者可加刺另一侧之内中魁穴。5～7 次为 1 个疗程。

（五）艾灸法

用艾条对穴位进行悬灸，主穴：百合、安眠、神门、三阴交。心脾两虚取心俞、脾俞；心虚胆怯取心俞、胆俞，心肾不交取内关、太溪。每穴灸 10～20 min，每次 2～4 个穴位，10 次为 1 个疗程。

（六）调督安神法针灸治疗失眠

除了针灸调心神外，督脉以及其他的奇经八脉在调节睡眠方面都起到至关重要的作用，通过通调督脉，起到平衡阴阳的作用。因此在针刺治疗失眠的过程中提出了以下的治疗思路。

督脉与心脑的关系非常密切，督脉之循行一以行脊正中入脑；一以贯脐以贯心。《素问·骨空论》记载了督脉的分支"上额交巅上，入络脑"，《难经·二十八》所述："督脉者，起于下极之俞，并于脊里，上至风府，入属于脑。"故曰督脉之神是心脑所藏之神的一部分，失眠与督脉之神息息相关。因此督脉为病，心脑功能紊乱，心神不宁，则容易出现失眠症状。督脉源于胞中，出于会阴，两络于肾。《医学入门·明堂仰伏脏腑图》云："脑者髓之海，诸髓皆属于脑，故上至脑，下至尾骶。髓肾主之。"由此可见督脉通髓达脑，是传输精气的重要通道，是精髓循环的范围。督脉联系心、脑、肾，调和营卫，平衡阴阳，是脏腑经脉的重要调控系统，其内涵精髓、阳气、神气，是卫气营血的集中之处。督脉不通，精气、神气、阳气或盛或衰，导致阴阳失衡，脏腑不调，营卫不和，则目不瞑。督脉得通，元气始生，精气始用，神气始充，阴平阳秘，则脏腑协调，营卫和谐，目始瞑得寐。因此，督脉在失眠症的发生发展过程中具有重要的地位。

从督论治，调督安神法治疗失眠的具体取穴。

主穴：百会、神庭、印堂、气海、关元、神门、内关、三阴交、安眠、四神聪。

配穴：肝火扰心配行间、太冲；痰热扰心配丰隆、内庭；心脾两虚配心俞、脾俞；心肾不交配太溪；心胆气虚配心俞、胆俞。

操作：① 毫针刺：平刺百会、神庭、印堂、四神聪；背俞穴注意针刺的方向、角度和深度；余穴常规刺。以睡前 2 h 患者处于安静状态下治疗为佳。② 结合电针及灸法：头部穴可加电针，密波，刺激 30 min；背俞穴可加灸法。

方义：督脉为阳脉之海，百会位于巅顶，是督脉、足三阳、足厥阴等经脉交会之处，神庭、印堂都是督脉穴，可通过调节督脉以平衡阴阳；气海、关元为督、任、冲"一源三岐"，可以引气归元，补益肾气；神门为心之原穴，可镇静安神；内关为心之络穴，通阴维脉，可宁心安神；三阴交为肝、脾、肾经的交会穴，可益气养血安神；安眠为治疗失眠的经验效穴；四神聪位于巅顶，入络于脑，可安神定志。

三、近现代医案

【医案 1】

于某，女，39 岁。

主诉：夜寐欠安近 2 年，加重 1 个月。

现病史：患者诉 18 个月前不明诱因出现失眠症状，夜寐欠安，梦多，曾于当地医院门诊中药治疗半年，未见明显效果，并伴有抑郁症状，口服"右佐匹克隆片、氟哌噻吨美利曲辛片"未见明显效果。现来求针灸治疗。刻下：症见患者精神可，神志清，神情略显焦虑，未见头痛、头晕、目眩，双眼未见血丝，未见恶心、呕吐，纳食可，二便调。

中医诊断：不寐。

西医诊断：神经症。

辨证：心肾不交。

针灸治法：滋肾水，清心火，宁心安神。

针灸处方：神门（双侧）、内关（双侧）、百会（温针灸）、安眠（双侧）、神庭、本神（双侧）、风池（双侧）、印堂、合谷（双侧）、中脘、下脘、天枢（双侧）、大横（双侧）、气海、关元、阳陵泉（双侧）、足三里（温针灸）、三阴交（温针灸）、太溪（双侧）、太冲（双侧）。

操作要求："三神穴"为神庭在前发际正中直上五分，本神在前发际上五分，神庭旁开 3 寸。三穴向后方平刺 1 寸，其余穴常规针刺，平补平泻，得气留针，30 min 出针。

二诊：治疗 1 个疗程后，症状明显减轻，已能连续睡眠 5 h。

治疗 2 个疗程失眠基本改善，抑郁焦虑症状消失。

按：失眠病位在心，凡思虑忧愁，操劳过度，损伤心脾，气血虚弱，心神失养；或房劳损肾，肾阴亏耗，阴虚火旺，心肾不交；或脾胃不和，湿盛生痰，痰郁生热，痰热上扰心神；或抑郁恼怒,肝火上扰,心神不宁等均可致失眠。总体而言,失眠一症主因心神不宁。百会穴位于巅顶,入络于脑,可清头目、宁神志;安眠为治疗失眠的经验效穴。神门穴为手少阴心经之原穴,太溪为足少阴肾经之原穴,两穴相配可交通心肾;阳陵泉、内关、太冲相配,以疏肝解郁;神庭为督脉穴,本神为胆经穴,三穴组合运用称之为"三神穴",配合印堂增加安神之效;腹八针通调脏腑,和胃安神,补益气血,气血定则心神安。足三里、三阴交温针灸同样加强健脾和胃、补益气血的作用。

【医案 2】

黄某,女,43 岁。

主诉:夜寐欠安 1 月余。

现病史:患者诉近 1 月来因工作压力过大出现睡眠质量下降,夜寐欠安,多梦易惊醒,睡眠时间缩短,伴大便秘结及右侧上牙龈红肿疼痛,未予任何治疗,现来我科求针灸治疗。刻下:患者神志清,精神欠佳,伴头晕,面红目赤,牙龈红肿疼痛,口苦,大便干,三日一行,小便可,舌红,苔黄,脉弦数。

中医诊断:不寐。

西医诊断:神经症。

辨证:肝郁化火。

针灸治法:疏肝解郁,清心安神。

针灸处方:百会、神庭、本神(双侧)、印堂、太阳(双侧)耳门(右)、风池(双侧)、中脘、下脘、天枢(双侧)、大横(双侧)、气海、关元、水分、归来(双侧)、水道(双侧)、内关(双侧)、神门(双侧)、合谷(双侧)、足三里(双侧)、三阴交(双侧)、太溪(双侧)、内庭(双侧)、太冲(双侧)。

操作要求:内庭、太冲用泻法,其余穴位平补平泻。留针 30 min。

二诊:针灸治疗 1 次后便秘痊愈,睡眠有改善。

三诊:第三次针灸治疗后牙龈红肿疼痛消失,睡眠改善。

1 个疗程后患者失眠症状基本缓解。

按:本患者失眠又伴有大便不畅、牙龈红肿等症。因忧怒伤肝,肝失条达,气郁化火,上扰心神则不寐;肝火乘胃,胃火上炎则牙龈肿痛,胃热则大便干结,舌红、苔黄、脉弦数均为热象。治疗应疏肝解郁,清热安神。百会、神庭、印堂均为督脉穴。督脉直接通于脑,脑为"元神之府",督脉与任脉、冲脉一源三歧,并且与心、肝、肾以及诸阳经均有直接联系,所以取督脉穴以通督安神,本神、内关、神庭均有安神宁心定志之功。肝、胆互为表里,耳门、风池以及太阳穴均为胆经所过,可疏泄肝胆上炎之火;腹八针健脾和胃并引气归元,配以足三里、三阴交更能调理脾胃功能,使气血平和。水道、归来为足阳明经穴,可清泻胃肠实火,通积导滞,疏理气机,其深层解剖位置,恰好是升降结肠的位置,针刺可以促进胃肠蠕动,加速排便,治疗便秘有特效。四关穴:合谷与太冲一气一血,一升一降,相互制约、相互依赖、相互为用的关系,使升降协调,阴阳顺接,共奏调理脏腑、平衡阴阳、通达气血、平肝熄风、镇静安神之功效,并且太冲与内庭共泻肝胃之火。诸穴相配不仅有效治疗失眠,同时兼顾了牙龈肿痛和便秘,对机体起到整体调节的作用。

【医案3】

陈某,女,50岁。

主诉:失眠伴左侧偏头痛3年余。

现病史:患者近3年来依赖安眠药维持睡眠,体乏无力,精神欠佳,一想事情左侧头部即痛,情绪激动时疼痛加重,并有方向性走偏,注意力不集中,曾口服银杏叶片等,未见好转,结果未见异常。刻下:头痛、头晕、双目干涩,汗出,手足心热,口干,舌质淡,苔薄白。

中医诊断:失眠,偏头痛。

西医诊断:失眠。

辨证:肝肾阴虚。

针灸治法:滋养肝肾,补益阴血。

针灸处方:四神聪、三神穴(双侧本神、神庭)、印堂、百会、风池(双侧)、天柱(双侧)、完骨(双侧)、率谷(患侧)、太溪、三阴交(双侧加灸)、足三里(双侧加灸)、悬钟(双侧)、神门(双侧)、太冲(双侧)、内关(双侧)。

操作要求:头部腧穴平刺,三阴交、足三里加温针灸,其余穴位常规刺法。

患者针刺当晚自觉头痛减轻,睡眠有所改善。针刺到第5日,患者头痛、头晕症状消失,晚间睡眠可达5h,白天精神状况较好。针刺1个疗程后患者自觉头脑清晰,注意力集中,记忆力恢复,之后用贴耳穴巩固疗效。

按:心为神气之宅,肾为精气之舍。本例患者头痛、头晕,是肾精不足之征;双目干涩、口干,是阴亏火旺之疾;汗出、手足心热,皆虚火上炎之象。按脉论证,当是肾水衰亏,真阴不升,水火不济,心阳独亢,以致神不守舍而致。患者失眠合并偏头痛,情志不遂,肝气不舒,肝胆互为表里,故容易出现偏侧足少阳经循行处的疼痛。心藏神,神门为心经原穴,脑为元神之府,百会、印堂、三神穴均可调理脑神,安神定志。四神聪为镇静安神要穴,太溪、三阴交、太冲补肾疏肝,风池、完骨、率谷为少阳经穴,天柱为太阳经穴,局部取穴,疏经通络,同时这三穴具有增加脑部供血供氧的作用,悬钟为胆经穴,又为髓会,与风池、率谷两穴相配治疗偏头痛,同时悬钟也有补益肝肾的作用。诸穴相配,临床取得良好疗效。

四、西医学研究进展

(一)针灸治疗失眠的现代机制研究

失眠的发病因素和机制至今仍不太明确。由于失眠的复杂性、多样性与异质性,涉及多个脑区及内源性物质,西医学更多是以睡眠发生机制为研究的切入点,认为正常睡眠是觉醒与睡眠发生系统之间动态平衡的结果,其之间的转换还受昼夜节律过程和睡眠稳态过程调节,很多内源性睡眠相关物质甚至睡眠调节基因均参与了这些过程。失眠就是这些过程中任何一个环节的紊乱与失调导致的。而慢性失眠症除了以上的病因机制以外,由于失眠的持续存在,躯体和大脑皮层逐渐产生过度唤醒现象,生理上的突出表现是下丘脑-垂体-肾上腺轴(HPA 轴)和交感神经系统的过度激活。目前的研究也已证实,失眠与脑内神经递质的变化密切相关,也与 HPA 轴相关神经递质和激素的变化相关,而免疫系统则通过释放细胞因子参与调节和影响睡眠。目前公认 5 - 羟色胺(5 - HT)、去甲肾上腺素(NE)、多巴胺(DA)、乙酰胆碱(ACh)和 γ 氨基丁酸(GABA)等都直接或间接地参与睡眠的生理调节过程。随着现代神经电生理、功能影像学的发展,发现失眠还会引起神经电生理的变化和相关脑区功能磁共振图像的异常。针刺治疗失眠的研究也围绕这些方面进行。脑内神经递质的动态变化:多个研究均证明针灸可通过恢复 5 - HT 与 NE、DA 通路之间的相互平衡和制约,调节睡眠觉醒周期;针刺能够改善下丘脑 Glu、GABA 水平以改善失眠;HPA 轴相关神经递质和激素的变化:针刺能明显提高大脑内 5 - HT、5 - HIAA、IL - 1 和 TNF - α 的含量,降低 NE、DA 的含量,提高血浆 Orexin 含量,降低 CRH、ACTH 含量;对免疫系统的影响:针刺可以通过调节免疫因子调节失眠;对神经电生理的作用:针刺通过增加慢波睡眠,改善睡眠结构来提高睡眠质量;脑区功能磁共振图像的变化:有证据证明针刺可特异性激活失眠患者右侧丘脑腹前核、右侧壳核、左内侧苍白球、左侧中央前回、双侧尾状核头部。

然而,不管是在神经递质、免疫因子等分子方面的研究、神经电生理方面的研究还是脑功能影像学的研究,都是失眠对机体的影响结果,没有能完全整合统一起来,将失眠的病理机制完整地解释清楚。因此,失眠症的机制仍亟待进一步深入系统研究。

(二) 针灸治疗失眠的现代临床研究

针灸起源早于药物,其起源可以追溯到原始氏族公社时期,这种非常古老却行之有效的治疗方法一直延续了 2 000 余年,在长期的实践中不断积累临床经验、创新技术手段,并因其使用方便、经济安全、疗效显著,被普遍接受。同时,针灸在治疗过程中重视"安神""守神""调神",因此被广泛应用于失眠等心身疾病。针灸是应用经络系统,采用不同手段刺激特定腧穴而缓解症状、治疗疾病的治疗方法,传统针灸主要包括针法和灸法,广义范畴还涵盖砭石法、罐法、刮痧、指压、穴位治疗等。随着现代技术的革新,包括穴位贴敷、穴位激光照射、穴位埋线、穴位药物导入或注射等以穴位或经络为治疗靶点的药物治疗或物理治疗都被纳入针灸范畴。而针法的分类也很多,以取穴为特征分类,有眼针、鼻针、耳针、舌针、面针、头针、体针、腹针、腕踝针、足针等;以针具为特征分类,有毫针、芒针、三棱针、头皮针、梅花针、皮肤针、皮内针、揿针、浮针、针刀、骨针、锃针等,随着现代物理技术的发展,还出现了电针、磁针、光针等;以施针的方式分为手针、快针、温针、火针、水针、透皮针、埋针等。以针刺手法的方式可分为点刺法、挑刺法、丛刺法、散刺法、缪刺法、巨刺法、平衡针刺法、提插捻转补泻法、迎随补泻法、烧山火、透天凉、青龙摆尾、白虎摇头、苍龟探穴、赤凤迎源以及融合了天干地支的子午流注法和融合了九宫八卦的灵龟八法。鉴于针灸疗法的多样性,关于针灸治疗失眠的研究也是形式多样,近10年来大量的临床研究相继开展,如毫针、电针、头针、耳针、杵针、穴位贴敷、穴位注射、埋线、梅花针、足浴、艾灸、耳尖放血等均有其可以改善失眠的报道,其中研究最多的治疗方式是毫针和电针,虽然各研究样本量与方法学质量参差不一,但毕竟从整体文献数量上看出应用针灸治疗失眠逐渐增多的趋势。

针灸治疗失眠的主要治法主要分为调理阴阳、养心安神、健脑安神以及其他调节脏腑法。

1. 调理阴阳 失眠症病位主要在心脑,多由心神被扰或心神失养,神不守舍而成。证候虽虚实兼见,但以虚为主。治以调整阴阳、养心安神、补虚为主。有学者采用该法治疗失眠症43例。主穴:百会、神庭、四神聪、安眠、神门、内关。头部穴均沿头皮向后方平刺0.5~1寸,安眠直刺0.5~1寸,内关直刺0.5~1寸,神门直刺0.3~0.5寸,各穴得气后均施捻转平补平泻手法,留针1h。心脾两虚加心俞、脾俞、足三里、阴陵泉、三阴交,用捻转补法;心胆气虚加心俞、胆俞,用捻转补法;肝郁化火加风池、合谷、太冲、行间,用捻转泻法;阴虚火旺加肾俞、太溪,用捻转补法,再加太冲,用捻转泻法;痰热内扰加中脘、阴陵泉、丰隆,用捻转泻法。并与艾司唑仑治疗43例对照观察。结果:治疗组总有效率为97.67%,对照组总有效率为81.40%,治疗组总有效率优于对照组(P<0.05)。另有学者根据阴平阳秘理论,采用泻阳补阴、调整阴阳法治疗失眠症38例。泻阳法取穴:印堂、百会、风池、翳风;补阴法取穴:三阴交、太冲、太溪、足三里。对照组30例采用西药治疗。结果:治疗组总有效率(97.40%)优于对照组(83.30%,P<0.05)。

2. 养心安神 心脑共主神明,脑为统帅,有赖于心血和心气的滋养,脑之神明伤,可累及于心,心之神明伤,可累及于脑,心神功能失调,致使心神无所居,便致失眠。有学者采用养心安神法治疗失眠症34例,取穴:第1组以督脉和足太阳膀胱经穴为主,取神庭、百会、神道、中枢、玉枕、心俞、肝俞、脾俞、肾俞和申脉;第2组以手少阴心经和手厥阴心包经穴为主,取少海、神门、曲泽、郄门、内关和劳宫。2组隔日轮换针刺。总有效率为88.12%,且治疗后失眠症主要症候群构成与治疗前相比明显改善(P<0.01)。另有学者以宁心安神、调理肝、脾、肾为法治疗失眠症128例,选用百会、印堂、太阳穴(双侧)、神门(双侧)、内关(双侧)为主穴,施以捻转平补平泻法,心脾两虚型加心俞、脾俞、三阴交,用捻转补法;心胆气虚型加心俞、胆俞、丘墟,用捻转补法;阴虚火旺型加太溪、涌泉、太冲,前两穴用捻转补法,太冲用捻转泻法;肝郁化火型加合谷、太冲,用捻转泻法;痰热内扰型加中脘、丰隆、内庭,用捻转泻法,总有效率为96.55%。亦有学者支持这一治法,采用调理心经经气、宁

心安神法治疗失眠症 68 例。主穴：神门、百会、印堂、四神聪、内关、三阴交。辨证取穴：心脾亏损取心俞、厥阴俞、脾俞；心肾不交取心俞、肾俞、太溪；心胆虚怯取心俞、胆俞、大陵、丘墟；肝阳上亢取肝俞、间使、太冲；脾胃不和取胃俞、足三里。总有效率为 95.59%。

3. 健脑安神　"心主神明"，将失眠归于心神病变，以心为病位，且与肝、脾、肾关系密切，临床多从心神论治，兼以疏肝、化痰、养血、滋阴、益气。有学者取百会、四神聪、神庭以安神定志，合头维、率谷共奏改善头部气血运行之效；远端选太冲、三阴交两穴，潜阳滋阴并施；颈部穴位风池、天柱、颈夹脊改善大脑后循环，使气血得以更好地上供脑部，涵养脑神，改善脑部阳亢阴虚之失衡状态。另有学者采用健脑安神法针刺治疗失眠症 60 例。取穴：百会、四神聪、风池、神门、三阴突、照海、太溪。对照组 55 例采用地西泮治疗。结果：治疗组总有效率（96.7%）优于对照组（72.2%，P<0.01）。亦有学者支持这一治法，采用调理髓海、镇静安神法，穴取百会、风池、风府、头维、太阳、上印堂治疗顽固性失眠 20 例。总有效率为 85%。

4. 调节营卫　根据《内经》"卫气运行说"的观点认为，卫气在人体的循行具有一定的规律，白天行于体表，夜晚则行于内脏，与营气相合，共助五脏之精，以涵养五脏之神，神安则能寐。若营卫失和，可致阴阳失衡，阳不入阴而失眠。营卫失和是导致失眠的根本病机。治疗上应重视调和营卫。卫阳亢奋型取百会、印堂、水沟、足三里、内关、三阴交、合谷、鸠尾、中庭、太冲、内庭、大椎；营阴不足型取百会、印堂、神门、足三里、三阴交、太溪、鸠尾、中庭、中脘、下脘、气海、关元、大椎；卫阳不足型取百会、印堂、神门、足三里、合谷、三阴交、大椎、神道、至阳、腰阳关、命门、气海、关元。有学者采用针刺推拿阴阳跷脉治疗失眠症 30 例。主穴取申脉、照海、风池，申脉用泻法，照海用补法，风池穴平补平泻。对照组 30 例予艾司唑仑治疗。结果：治疗组匹兹堡睡眠质量指数（PSQI）评分中睡眠质量、入睡时间、睡眠时间、睡眠效率、安眠药物、日间功能障碍及总分 7 项评分均较对照组治疗后有明显改善（P<0.05）。另有学者运用营卫出入理论针刺治疗失眠症 30 例。取穴：睛明、涌泉、肾俞、心俞、肺俞、肝俞、脾俞。并与地西泮治疗 25 例对照观察。结果：针刺组总有效率（86.7%）高于对照组（72.0%，P<0.05）。

5. 其他调节脏腑法

（1）腹针疗法：该疗法以神阙布气假说，运用腹针通过体表的针刺反馈进行逆向调节，调理脏腑气血，益气安神，滋补肝肾，从而从根本上治疗失眠。有学者取引气归元穴（中脘、下脘、气海、关元），心脾两虚及阴虚火旺配商曲、气穴，胃腑不和及肝火上扰配左右上风湿点（滑肉门外 5 分上 5 分）治疗失眠症 32 例。总有效率为 93.8%。另有学者穴取引气归元穴，配商曲、滑肉门、下风湿点、气旁治疗失眠症 10 例，并与艾司唑仑治疗 12 例对照观察。结果：治疗组治疗后 PSQI 评分低于对照组（P<0.05），减分值高于对照组（P<0.05），治疗组疗效优于对照组。亦有学者针刺中脘（深刺）、下脘（深刺）、气海（深刺）、关元（深刺）、双侧商曲（中刺）、双侧滑肉门（浅刺）、双侧气穴（中刺）、双侧大横（中刺）治疗失

眠症 60 例,并与归脾汤治疗 60 例对照观察。结果:治疗组总有效率(95.0%)高于对照组(78.3%,$P<0.05$)。

(2)华佗夹脊穴:有学者取华佗夹脊穴、双侧完骨、四神聪以盘龙刺治疗失眠症 63 例。方法:华佗夹脊穴常规消毒后自第 1 胸椎至第 5 腰椎采用自上而下左右交替针刺的方法进行针刺,直刺 0.5～1 寸,捻转法平补平泻,以患者得气为度,留针 30 min。如此针刺犹如一条长龙盘旋在脊背正中,即盘龙刺。总有效率为 90.5%。盘龙刺是华佗夹脊穴的一种刺法,沿督脉左右而刺,具有调节阴阳气血的作用,且可以替代背俞穴起到调节脏腑气血、平衡阴阳的作用。亦有学者针刺颈夹脊穴加双侧风池穴治疗失眠症 45 例。总有效率为 82.3%。

《内经》中涉及失眠症的理论颇多,如"卫气不得入于阴""胃不和则卧不安""邪在五脏,扰神不安""营气衰少而卫气内伐"。经历代医家对失眠症治法的完善,针灸治疗失眠症的机制多从脑、心、阴阳、营卫、脏腑治疗。虽各有所长,但因各有偏重仍有不足。从调节阴阳立论者重视阳气的封藏而忽略脏腑气血运行。如"人卧则血归于肝",肝血不足亦可引起失眠,即在宏观调和阴阳时仍要有精准脏腑辨证。再则从脑论治者,脑为髓海,内蕴清灵之气,为元神之府,髓海失养则神不安夜不寐。但"心为君主之官,神明出焉",健脑同时应不忘调心神。从养心宁心立法治疗失眠,常从心火旺盛、心肾不交来论治者,多选用太溪、照海以滋阴降火。但因心火旺盛亦可夹杂痰火内扰,皆有阳证表现。因此,出现阳证不可一味滋阴以降火,而犯虚虚实实之误。从营卫论治者重视营卫运行规律而不能精准地运用时间针法予以治疗,疗效欠佳。利用腹针、夹脊穴以调理脏腑者,针刺部位在躯干前后,经脉内联脏腑,外络肢节,脏腑得调,气血化生,当由经脉、经别上行于头,引经气血濡养于脑,更是体现不出标本根结的理论,故也有不完善之处。综上所述,临床中失眠症的证型较复杂,而运用较偏颇的治疗方法难以奏效,因此治疗失眠症当吸纳百家之长,充分体现整体观念、辨证论治的思想,综合考虑,整体调节机体阴阳以达到针灸治疗失眠症的最佳疗效。

第三节　中药足浴、穴位按摩

一、中药足浴概念

中药足浴是一种传统的中医外治法,以中医学辨病机论治或辨证候论治为核心,同时结合藏象、经络以及足部反射区的作用机理进行临床施治的特色疗法。其方法是把足浴用药加入适当水后进行煎煮,制成中药足浴液,浸泡、浴洗双足。药液在热力作用下,药物透过皮肤、穴位、孔窍等直接吸收,再经过经络、毛细血管进行传导,输布到全身各个器官进行综合调整,从而发挥其温经活络、行气活血、调理脏腑以及固护机体、治愈疾患的功效。

二、中药足浴作用原理

《黄帝内经》记载："阴脉皆会于足部,聚于足心,称为经脉之行;三经皆起于足",足部是三阴经的起点,三阳经的终点,同时也是阴、阳跷脉的起始点。现代解剖学证实,足部分布着许多神经,并且与大脑中枢神经联系密。其中医、西医治疗机制在本病中主要概括如下。

1. 经络穴位脏腑的刺激作用　足浴的时候可以使得足部肌肉充分放松的同时脑部中枢接收到来自足部的发射信号,传达抑制大脑皮质部位的讯息,此时中枢会随之感觉很放松,这样可以产生睡意,利于睡眠。同时直接地刺激足部腧穴和反射区可通经络,行气血,调脏腑,从而整体提升各脏腑器官的功能,进而改善病人的睡眠。

2. 温热作用　中药足浴通过温热的物理刺激作用,可以加速气血循环及新陈代谢,开泄全身的毛孔,促进汗腺的大量分泌,同时更加利于药物的吸收;经络循行又可将已吸收的药物运行至全身脏腑,从而调理脏腑,补虚驱邪,治疗全身,改善失眠。此外,温热的药汁可以给予神经末梢一个温热的舒缓刺激,使得足部肌肉充分放松的同时,脑部中枢也会随之感到放松,加速睡眠的形成。

3. 药物透皮吸收原理　中药足浴是中药外用方法中经皮给药的方法,药物透皮吸收通过药物的释放、穿透及吸收进入血液循环,可以将药物扩散至全身。现代医学认为,反射疗法通过对双足的末梢神经反射区进行刺激,可以使局部神经末梢及神经感受器进行信息交换,调节局部感受,然后进一步将良性神经冲动传递给脑部中枢,进一步改善植物经及大脑皮质功能紊乱所造成的失眠症状。

总而言之,中药足浴是通过中医内病外治、上病下治的原理,中药足浴可通过黏膜吸收、经络传导、物理刺激、热力作用等途径,使药液循经而上,药液通过对穴位、反射区的刺激促进血液循环及新陈代谢、排除毒素、提高免疫力的作用,从而调节机体疏通经络、调和阴阳之效。

三、操作流程

1. 评估
（1）治疗室环境,温度适宜。
（2）主要症状、既往史及过敏史、是否妊娠或经期。
（3）体质及局部皮肤情况。
（4）进餐时间。
2. 用物准备　治疗盘、自制足浴药、足浴容器、足浴袋、水温计、清洁纱布、毛巾。
3. 操作流程
（1）核对医嘱,评估患者,做好解释,调节室内温度。

（2）备齐用物，携至床旁。协助患者取合理、舒适体位，暴露足部部位。

（3）容器内倒入药液，（药液配置：中药足浴药，放入 2 000 ml 水中武火煎煮 40 min 后，再文火煎至 1 000 ml，取汁后再加水 2 000 ml，煎取 1 000 ml，将 2 次药汁放在盆中浸泡双足）药液水位保持在双侧踝关节以上，以患者感觉不烫舒适为宜，水温在 40～45℃ 左右。

（4）足浴前要饮淡盐水或温开水 200 ml，避免出汗过多引起脱水。

（5）随时观察患者病情及局部皮肤变化情况，询问患者感受并及时调整药液温度。

（6）足浴时间 20～30 min。结束后擦干双足，端坐于床，以右手擦左脚涌泉穴约 150 次，左手擦右脚涌泉穴约 150 次，以微微发热为宜。

（7）足浴过程中如出现不适及时告知护士。

（8）足浴完毕，注意保暖，避免直接吹风。

四、注意事项

（1）足浴前排尽大小便，病室环境宜安静舒适，室温适中，不要直接吹风，配以柔和的灯光和音乐，使患者精神放松。冬天在膝盖上加盖大毛巾保暖。

（2）足浴治疗 30 min 前最好饮温开水，促进血液循环及毒素排泄。

（3）有心脑血管病和糖尿病的患者以及老年人，足浴时要特别注意水温和时间的控制，若出现头晕、头痛、乏力、心慌等情况，应暂时停止足浴，马上躺在床上休息。

（4）熏蒸过程中密切观察患者有无胸闷、心慌等症状，注意避风，冬季注意保暖，洗毕应及时擦干药液和汗液，暴露部位尽量加盖衣被。

（5）心脏病、严重高血压病、妇女妊娠和月经期间慎用。肢体动脉闭塞性疾病、糖尿病足、肢体干性坏疽者，熏蒸时药液温度不可超过 38℃。

（6）脚部有损伤（包括关节胀痛、拉伤、扭伤等）、炎症还未痊愈的人，不宜进行足浴。

（7）足浴后即擦干双脚，注意足部保暖。保持病室、床单、患者皮肤清洁。

（8）所用物品需清洁消毒，用具一人一份一消毒，避免交叉感染。

五、中药足浴法在失眠患者中的临床应用

张洁等采用耳穴压豆联合中药足浴的方法治疗失眠，结果中药足浴联合耳穴压豆较单纯中药足浴治疗失眠的疗效更佳。观察组患者睡眠质量、入睡时间、睡眠时间等得分均优于对照组，差异有统计学意义（$P < 0.05$）；观察组失眠治疗的总有效率为 75.00%，对照组为 53.85%，差异有统计学意义（$P < 0.05$）。结论显示中药足浴联合耳穴压豆对缓解失眠有较为显著的疗效。邓艳华等自拟中药足浴方治疗 53 例失眠患者，对照组 52 例采取

口服艾司唑仑治疗,结果发现总有效率治疗组为94.3%,显著优于对照组的86.5%。郭婷等将桂枝、川芎、白芍、陈皮、肉桂、花椒、红花、朱砂、酸枣仁制成中药足浴,观察其对肠易激综合征伴失眠患者睡眠质量的影响,对照组采用温水足浴,结果实验组的总有效率高于对照组,证明中药足浴有助于提高患者睡眠质量。刘夏研究自制安神足浴方对中风后失眠患者的疗效,对照组予艾司唑仑睡前口,观察4周后,治疗组总有效率高达97.14%,对照组为82.86%,说明中药足浴对中风后失眠患者起到除烦安神、舒筋活络、益气生血、活血散瘀及调节脏器功能的作用。丁叶在探讨中药足浴对糖尿病患者睡眠质量的影响中,将酸枣仁、鸡血藤、首乌藤、丹参、当归、桂枝制成足浴,治疗10 d后,匹兹堡睡眠质量指数量表(PSQI)评分显示中药足浴疗法能起到调节睡眠的作用。盛海燕等用中药足浴联合平衡火罐改善慢性阻塞性肺疾病失眠患者睡眠质量的临床疗效。足浴加火罐组在干预4周后PSQI总分和各维度得分均较干预前下降,而足浴加火罐组下降更显著,差异有统计学意义($P < 0.05$)。中药足浴联合平衡火罐可有效提高慢性阻塞性肺疾病失眠患者的疗效和睡眠质量。

六、展望

现今,随着社会的发展,生活节奏的加快,群众的生活方式亦随之发生了很大的改变,工作、生活的压力增大,使得身体、心理等方面都负荷过重,加上不良的生活习惯使得失眠症的患病率正逐年飙升,同时失眠群体正不断地年轻化。目前西医多采用镇静催眠药,但其副作用大,依赖性强,并不受患者的青睐。中医中药治疗失眠有其独到之处,但煎药、药味、方便性等方面都局限了它的发展,近年来,中医外治法受到很多患者的青睐,有其较为突出的临床疗效。但中医外治法仍存在一些不足之处:① 大多为临床疗效的研究,缺乏机制的研究;② 样本量较小,缺乏大样本研究;③ 没有建立一个标准的失眠模型,临床试验很多都是自己拟定一个参考标准,缺乏规范化临床对照模型;④ 疗效参考依据尚未标准化,缺乏统一的衡量标准,无法科学具体评估中医外治法的临床疗效。今后应进一步规范化、多样化、具体地研究发展中医外治法,补其不足,凸显其优势,使其在失眠的治疗上占有一片天地。

第四节　耳　穴　压　豆

一、概念

耳穴压豆,又称作"耳穴压豆""耳穴埋豆""耳穴压丸"等,是采用王不留行籽、磁珠等丸状物贴压于耳郭上的穴位或反应点,通过其疏通经络,调整脏腑气血功能,促进机体的阴阳平衡,达到防治疾病、改善症状的一种操作方法,属于耳针技术范围。

二、原理

目前为止,关于耳穴治疗失眠症的作用机制尚不清楚。目前多数学者主要是从调节脏腑经络功能、神经、血管及全息医学理论几个方面进行解释。

1. 调节脏腑经络功能 耳与脏腑的关系十分密切。《厘正·按摩要术》中指出:"耳珠属肾,轮属脾,耳上轮属心,耳皮肉属肺,耳背玉楼属肝。"《灵枢·五阅五使》记载有:"耳者,肾之官也。"可见耳与肾的关系之密切。失眠的发生与五脏功能异常密切相关,有学者指出肾为睡眠调节之基,肝为睡眠调节之机,心为睡眠调节之主,脾为睡眠调节之本,肺为睡眠调节之辅,肾为髓之海,肝主疏泄,心主神明,脾为气血生化之源,肺主一身之气,人体的任何一个脏腑功能出现异常改变均可导致睡眠障碍的出现。作为体表与人体经络脏腑和组织器官等相互沟通的特殊部位,可以通过刺激耳郭上与脏腑相对应或相关的穴位来实现调理脏腑功能的作用。《灵枢·口问》曰:"耳者,宗脉之所聚也。"《丹溪心法》云:"盖十二经脉上络于耳。"在《灵枢·经脉》中也记载了耳与十二经脉的关系,人体的十二经脉都直接或者间接上达于耳。

2. 调节神经功能和血管功能 西医学研究认为人的耳朵上分布的神经主要有交感神经、枕小神经、迷走神经等。采用经颅多普勒超声,发现通过针刺神门能够加快左右椎动脉及基底动脉的血流速度,改善大脑血供。

3. 全息医学理论 根据生物全息理论的概念,人体的各个部分都可以与整体相互影响,相互反应。耳郭同样可以被我们认为是一个人体的缩影,而分布在耳郭上的各个耳穴则是人体脏腑、器官以及肢体的缩影。耳穴与整体之间同样存在着生命活动的信息传递,刺激耳穴时能够起到调整与其相应脏器的生命信息的作用。

三、取穴方法

常用的取穴方法有:根据经验取穴、部位取穴、现代医学理论取穴、藏象学说辨证取穴。治疗失眠使用频率最高的耳穴为神门、交感、皮质下,其次为枕、心、脾、胃、肾等。并根据不寐的证型进行配穴,肝郁化火型配胰胆、肝;阴虚火旺型配肝、肾;心脾两虚型配脾、心。

四、主要穴位功效

神门,研究表明神门穴具有镇静安神的作用。此外,神门穴附近分布有大量的神经,神门穴对大脑抑制兴奋的功能具有调节作用。交感，交感穴可以调节自主神经功能。皮质下，皮质下可以调节大脑皮层的兴奋与抑制。

五、常用耳穴压豆材料

在临床，耳穴压豆选用的材料有王不留行籽、白芥子、磁珠等，虽然各自的功效有所差异，但均可有效改善睡眠质量。临床以王不留行子多见。王不留行子是一味中药，主要入肝、胃经，具有行气活血、清热解烦、宁心安神的功效。

六、护理操作流程

1. 评估

（1）主要症状、既往史，是否妊娠。

（2）对疼痛的耐受程度。

（3）有无对胶布、药物等过敏情况。

（4）耳部皮肤情况。

2. 物品准备　治疗盘、王不留行籽或磁珠等丸状物（已黏附在胶布上）、75％酒精棉球、探棒、止血钳或镊子、弯盘、污物碗，必要时可备耳穴模型。

3. 基本操作方法

（1）核对医嘱，评估患者，做好解释。

（2）备齐用物，携至床旁。

（3）协助患者取合理、舒适体位。

（4）遵照医嘱，探查耳穴敏感点，确定贴压部位。

（5）75％酒精棉球自上而下、由内到外、从前到后消毒耳部皮肤。选用质硬而光滑的王不留行籽或磁珠等丸状物，用镊子夹住贴敷于选好耳穴的部位上，并给并轻轻揉按 1～2 min，使患者有热、麻、胀、痛感觉，即"得气"。

（6）观察患者局部皮肤，询问有无不适感。

（7）嘱患者用手指按压王不留行籽或磁珠等丸状物，每日 3～5 次，每次 3 min 左右。

4. 常用按压手法

（1）对压法：用示指和拇指的指腹置于患者耳郭的正面和背面，相对按压，至出现热、麻、胀、痛等感觉，示指和拇指可边压边左右移动，或做圆形移动，一旦找到敏感点，则持续对压 20～30 s。对内脏痉挛性疼痛及躯体疼痛有较好的镇痛作用。

（2）直压法：用指尖垂直按压耳穴，至患者产生胀痛感，持续按压 20～30 s，间隔少许，重复按压，每次按压 2～3 min。

（3）点压法：用指尖一压一松地按压耳穴，每次间隔 0.5 s。本法以患者感到胀而略沉重刺痛为宜，用力不宜过重。一般每次每穴可按压 2～3 min，具体可视病情而定。操作完毕，安排舒适体位，整理床单位。

七、注意事项

（1）耳郭局部有炎症、冻疮或表面皮肤有溃破者，有习惯性流产史的孕妇不宜施行。

（2）夏季易出汗，留置时间为 1～3 日，冬季留置 3～7 日。

（3）观察患者耳部皮肤情况，留置期间应防止胶布脱落或污染；对普通胶布过敏者改用脱敏胶布。

（4）贴压耳穴应注意防水，以免脱落。

八、耳穴压豆在失眠患者中的临床应用

黄丽梅等选取 60 例失眠患者，运用耳穴压豆疗法，治疗后患者的平均睡眠时间较治疗前增加了约 3 h，总有效率可达到 92% 左右。涂长英采用耳穴压豆疗法和药物艾司唑仑分别治疗 2 组失眠患者，1 个疗程后对患者的睡眠质量进行评估，耳穴压豆疗法组的总有效率达到 94%，明显高于药物治疗组的 72%，而且患者表示更愿意接受耳穴压豆疗法，不仅睡眠障碍得到改善，白天也更有精气神，更愿意积极参加一些户外活动（比如散步、钓鱼、打太极拳等）。张雪峰采用耳穴压豆疗法治疗肾病综合征伴失眠的患者，患者晚上入睡时间较治疗前减少了一半，夜间睡眠时长较治疗前增加了一半，白天倦怠的症状得到明显改善，而且患者食欲良好，心态平和乐观。钟嫄采用耳穴压豆疗法治疗慢性阻塞性肺疾病失眠患者，治疗 2 周后发现患者的睡眠质量和生活质量（包括生理症状、躯体症状、心理症状和睡眠状况 4 个方面）都得到明显改善。唐月琴等将 60 例失眠的 2 型糖尿病住院患者分成 2 组，1 组采用药物常规治疗，另 1 组采用耳穴压豆疗法，治疗 1 个月后观察疗效，耳穴压豆疗法组总有效率为 92.6%，高于药物治疗组的 81.2%。由此可见，耳穴压豆疗法能够不同程度地改善由各种原因所致的失眠问题。夏鹏辉等研究耳穴压豆疗法对老年失眠患者的疗效，治疗 4 周后观察疗效发现，总有效率达到 93.8%，PSQI（匹兹堡睡眠质量指数）总分较治疗前明显下降，说明耳穴压豆疗法可以改善老年患者的睡眠效率，减少晚上入睡时间，延长夜间睡眠时间，提高睡眠质量。古丽玲等回顾性分析 60 例围绝经期失眠症患者临床资料，随机分为对照组和观察组，各 30 例。对照组采用中医药膳治疗。观察组在对照组的基础之上增加耳穴贴压治疗。结果观察组治疗总有效率 93.3% 高于对照组的 73.3%，差异具有统计学意义（$P <$ 0.05）。观察组患者运动功能、家庭功能、社会功能、心理功能评分，分别为均高于对照

组,差异具有统计学意义($P<0.05$)。治疗后,观察组患者心悸不安、头晕耳鸣、经少经闭、心烦不寐、腰酸膝软、健忘症状评分均低于对照组,差异均具有统计学意义($P<0.05$)。对患有围绝经期失眠症的患者可以采用耳穴贴压配合中医药膳治疗,其效果较佳,对患者的生活质量有明显的提升,增加患者的满意度。牟成雪等把64例失眠伴抑郁、焦虑状态患者,以硬币法分为2组(32例/组),接受单纯西药治疗的小组为对照组,接受中医综合治疗(中药足浴联合耳穴贴压)的小组为观察组,将两组失眠伴抑郁、焦虑状态患者的治疗效果进行比较。结果:观察组的汉密尔顿焦虑量表评分与汉密尔顿抑郁量表评分均小于对照组($P<0.05$),差异具有统计学意义;观察组的治疗有效率高于对照组($P<0.05$),差异具有统计学意义。卜复成等236名失眠严重程度指数量表(ISI)评分>7分的急进高原人员以区队为单位按抽签的方式随机分为耳穴组(66人)、呼吸组(72人)、联合组(45人)和对照组(53人)。受试者均为男性,年龄18~24(18.95±1.07)岁。结果共208例受试者完成研究(耳穴组58例,呼吸组66例,联合组36例,对照组48例)。治疗第6日,耳穴组、呼吸组及联合组精力值评分均显著高于对照组,差异均有统计学意义($P<0.05$)。结论:耳穴贴压、膈肌呼吸法均能改善急进高原人员睡眠质量,降低疲劳感,增加精力值,两者联合效果更好。

九、展望

中医学耳穴疗法在失眠治疗中发挥出"简便验廉"优势,给患者带来了新的希望。它作为中医传统特色疗法和适宜技术具有明确的疗效,又弥补了西药的不足,其独特机制使其既可以直接改善患者的躯体症状,也可以间接调节患者的心理状态,既可以单独使用,也可联合中西不同药物和非药物疗法而达到最佳的治疗效果和最低的副反应。耳穴压豆有助于改善失眠患者的睡眠质量,减轻其带来的各种不利影响。临床研究已证实耳穴压豆具有良好效果,但是仍然存在一些问题需要不断改进。① 医学科研的研究对象未进行基线判定;样本数量较少;且对试验中失访对象和退出情况没有进行描述。② 现有文献报道大多为临床经验总结,研究水平不高。③ 临床研究多着眼于对失眠者躯体症状的评价,对心理症状的影响及作用机制的研究偏少,也缺深度。而心理因素恰恰是引起失眠的最重要病因,对心理症状的影响评价将有利于进一步阐明失眠的病因病机,也有利于寻找出一条能"治本"和"断根"的途径。④ 虽然耳穴治疗失眠的疗效已被国内大多数研究者认可,但目前缺乏在社区的推广力度。⑤ 关于耳穴压贴使用的安全性和不良反应的分析也十分缺乏,需要在今后的研究中进一步完善。需要通过深入的基础与临床研究之后提出更全面可靠的理论,以便在今后的工作中更好地指导临床工作。

第五节　心理调适防治

传统中医提到"内伤七情"都是致病的原因,即"喜怒忧思悲恐惊"七种情绪变化,如果情绪太过都对人体有害,也都可能导致失眠,尤其是女性,极容易引起肝气郁结。所以"先睡心,后睡目",也就是说要让心先平静下来,提前进入睡眠状态,然后再闭上眼睛睡觉,这样才能保证一夜好眠。

首先要让失眠症患者知道失眠只是由于各种原因引起的普通健康问题,不要对其产生恐惧,对失眠症患者进行解释、指导,使其更加了解睡眠,减少对睡眠的不合理认知与恐惧焦虑心理。

睡前别想太多工作。不少人习惯在睡前回想一天的生活点滴,然后开始思考第二天的工作计划,甚至有的人会反复提醒自己"明天还有重要的会议要开,今天一定要睡好",结果却往往事与愿违,最终难以成眠。人的大脑认知也需要充分的休息,这样才能为第二天的工作做好充分的准备,睡前应远离工作,这也能帮助人们从心理上远离工作压力。睡觉时最好什么都不想,如果要回顾今天、计划明天,最好在晚上 9 点前就把这些事情记录下来,然后再上床睡觉。

保持乐观、知足常乐的良好心态。对社会竞争、个人得失等有充分的认识,避免因挫折致心理失衡。

适度健康的娱乐也有助于睡眠。失眠症患者可根据爱好与身体状况选择娱乐活动项目,如跳舞、下棋、听音乐、钓鱼、写诗、绘画、弹琴、去旅游、参加联谊等,通过这些娱乐活动,增进人际关系,增加生活情趣,陶冶性情,消除紧张忧虑的状态,从而改善失眠或帮助入眠。临睡前可以听舒缓的音乐、看书,有助于睡眠。

每个人都有这样的经历:在小时候,如果睡不着,妈妈会哼上几首催眠曲,曲子还没哼完,孩子就已经睡着了。此经历说明,音乐确实能催眠。实践证明,让失眠症患者听舒缓的民乐、轻音乐等,可以使其情绪平稳、放松、安静,心平气和,消除不安和烦躁而安静入睡。

音乐可通过声波有规律的频率变化作用于大脑皮质,调整胃的蠕动,影响人的情绪变化和身体功能状态。失眠症患者睡前可播放一些慢节拍音乐,以助入眠,如《催眠曲》《梅花三弄》《宫秋月》《高山流水》《春江花月夜》《大海一样的深情》《小城故事》《太湖美》《秋思》《摇篮曲》《妈妈》《宝贝》《仲夏夜之梦》《梦之娇》等。经过实践证明以上国内外曲目具有改善睡眠的作用。但同样的音乐,有些人可睡着,有些人却睡不着,因此要注意选择适合你入眠的音乐来播放。

第四章
中药药理学实验研究

近十几年来,随着社会发展加速和竞争加剧,人群失眠症发病率高、复发率高、负担重。偶尔失眠不至于对身体引起严重危害,但长期失眠则易引起生理障碍。长期失眠不仅损害人的思维活动,甚至会影响人的免疫系统。临床上常用的具有镇静催眠作用的化学药物,如苯二氮䓬类(如地西泮)和非苯二氮䓬类(如唑吡坦),但这些药物或多或少都有一定的成瘾性,极大地限制了其广泛使用。近年来的研究结果表明,许多中药成分具有良好的镇静催眠作用,且不良反应少,无成瘾性,具有广阔的研究开发应用前景。因此在中药中寻找既有治疗失眠作用而又不易引起宿醉和药物依赖性的药物是当前治疗失眠症的迫切任务。我们主要介绍采用小鼠自主活动仪、脑电记录仪等方法进行多种药理学实验研究。

以下我们分两个部分介绍目前镇静催眠(安神)药效学实验常用的研究方法。

一、实验方法一:对正常动物的镇静作用和催眠作用

(一)镇静作用研究法

观察药物对小动物自主活动的影响。研究被试药物对自主活动作用的实验方法有两种:一种为直接观察法;另一种为仪器计量法。

1. 直接观察法

(1)间歇观察法(method of intermittent observation):采用双盲、随机、对照原则,直接或用摄像法对实验动物进行自主活动的观察,以评定药物作用。Kock 等人用间歇观察法研究药物对动物自主活动的影响。用小鼠每组 3 只,放于一玻璃缸中,缸的直径为 12 cm,高 20 cm。为避免干扰,将玻璃缸放在 30 cm×50 cm×30 cm 的木箱中,光线自箱顶部照射通过观察孔进行观察记录。每次用 12 只动物,分为 4 组,其中一组为对照组,其他为用药组,被试药物设 2~3 个剂量组。观察记录时间共 60 min,每分钟之内每缸依次观察3 s,记录缸中 3 只小鼠的活动状态。静止不动记 0 分,局部活动、站立或嗅、理毛各记 1

分。1 h 内最高为 180 分。具有镇静催眠的药物可使动物活动减少,并有量-效关系。

(2) 开阔法(open field method):随机取 1 只小鼠放入一圆形盆中,盆底直径为 33 cm,平均划分为 19 格,先让小鼠在盆内适应 5 min。小鼠在内任意爬行,以四肢离开一格为穿越一格,记录小鼠每 10 min 内穿越格数,删除活动过多或过少的小鼠,定出 10 min 内穿越格数合格范围。取合格小鼠进行试验。每组 10 只动物,按上述方法用药前记录 10 min,用药后让小鼠在盆内适应 5 min 后,每 10 min 记录其穿越格数,共记录 40 min,所得数据用多因素方差分析法进行处理比较被试药物组和水对照组、阳性药物对照组各组间的差异,以评定药物的作用。

2. 仪器计量法　观察动物自主活动时用仪器记录小鼠的行走、站立、跳跃、钻洞等行为,用定量方法比较更可靠,所以目前多用。本类方法中有光电管法、大鼠洞板实验、小鼠联合开阔试验等。以下重点介绍小鼠自主活动记录仪。

小鼠自主活动记录仪:我们用的小鼠自主活动记录仪,为方形 30 cm×30 cm×30 cm。仪器顶箱中间位置装有高清摄像头,可以在黑暗环境中完成小鼠活动视频的全记录。它采用无线/有线传输技术,可把动物的活动情况无线传输到用户计算机内,可在不改变动物原生活环境的情况下,进行实时监测,能较真实地记录下动物长期活动情况。特点:① 可记录自主活动中小鼠站立次数;② 双排反应箱设计,可同时进行 6 只小鼠实验;③ 高分辨率热能传感器,大大提高灵敏度,数据更加准确可靠;④ 电脑软件操作方式,方便用户管理数据;⑤ 数据可随时打印;⑥ 实验箱可以自由取放,便于实验、清洁;⑦ 实验箱与计算机采用无线/有线数据传输,实验数据管理及控制均无线操作;⑧ 无故障率,软件可多台电脑进行安装使用;⑨ 实验人员的操作均实现微机化、无纸化、无线化;⑩ 数据结构框形设计,便于实验室管理,多个数据统一存放。该仪器的探头使用了 20 世纪 80 年代发展起来的一种高灵敏度探测元件,它能以非接触的形式检测出生物体辐射出的红外线能量变化、位移,并将其变化参数转换成电压信号输出,用于自动监测计数。能记录下动物真实的位移,如横向行走、纵向爬高探究,把过去的二维运动记录发展成为三维运动记录。现该仪器已成为记录小动物自主(自发)活动的一种理想仪器。该仪器使用面,可用于药理学研究、毒理学研究、生理学研究,还可用于环境保护和环境监测实验,仪器结构合理、坚固耐用,对使用环境要求不高,是一种非常通用的实验检测仪器。利用自主活动仪观察用药前后活动次数的改变,并比较被试药物和水对照组、阳性药物对照组的差异。实验时随机取小鼠 1 只放入小鼠自主活动中,适应 5 min,记录小鼠移动距离(cm)。用蒸馏水作为空白对照组,小鼠灌胃容量均为 0.2 ml/10 g 体重。灌胃后放入仪器中适应 5 min,记录每 5 min 该动物的移动距离。由于小鼠探究活动逐渐减少,故水对照组较用药前活动也减少。实验时设被试药物组 2~3 个剂量组、阳性药物对照组。用药后将动物放入实验仪器中,可连续观察记录,也可取出动物放入饲养笼中,隔 30 min 或 60 min 后,再放入实验仪器中适应 5 min 后再记录 15 min。所得数据,用多因素方差分析法,用

SPSS 统计软件进行处理,比较各组间各时间段的差异。

（二）催眠药物实验法

被试药物与巴比妥类药物的协同作用实验观察指标为小白鼠翻正反射消失。翻正反射消失是中枢神经系统较深程度的抑制。如将动物放入一广口瓶中,其仰卧时不能自主翻正为翻正反射消失。常用药物为海索比妥钠（hexobarbital sodium）或戊巴比妥钠（pentobarbital sodium）。观察被试药物加强阈下催眠量的戊巴比妥的催眠作用,以及观察被试药物延长阈剂量戊巴比妥钠的催眠作用。

1. 延长戊巴比妥钠的睡眠时间　先经预试得知给小鼠腹腔注射戊巴比妥钠 35 mg/kg,可使翻正反射消失。以翻正反射消失至恢复的时间为睡眠时间。实验时先将药物给小鼠灌胃 25 min 后再腹腔注射阈剂量戊巴比妥钠溶液,观察各组小鼠睡眠时间。所得数据用多因素方差分析法处理,进行统计分析。

2. 加强戊巴比妥钠睡眠作用　先经预试得知小鼠腹腔注射戊巴比妥钠 20 mg/kg,5 只小鼠翻正反射均不消失,大于此剂量部分小鼠翻正反射消失,故以此剂量为阈下睡眠剂量。取小鼠 100 只,雌雄各半,随机分为 5 组,每组 20 只。设水对照组、阳性药物对照组、被试药物 2～3 个剂量组。将药物给小鼠灌胃后 25 min,腹腔注射戊巴比妥钠 20 mg/kg;以翻正反射消失 1 min 为睡眠指标,记录睡眠动物数,比较各组动物效果,所得数据以 χ^2 法进行统计分析。

以上（一）、（二）两种方法应用最多。

（三）再入睡试验

给动物用催眠剂量的戊巴比妥钠,动物入睡,待醒来后立即给被试药物,观察动物是否又进入睡眠。如出现睡眠,并与水对照组有差异,说明被试药物有镇静催眠作用。

除以上方法外,还可用清醒猫脑电记录法,大鼠足休克失眠模型,小鼠联合开阔实验等。经典的镇静催眠药研究方法可参考庞传宇撰写的《镇静催眠药研究法》。

研究实例：落花生枝叶的镇静催眠作用

（1）对小白鼠自主活动的影响：小白鼠的筛选标准为取小鼠 11 只,空腹过夜后放入自主活动光电自动打印仪的测试盒中,适应 5 min 后,记录 15 min 的活动量,结果为 108～672 次。以上下相差 100 为范围,取涵盖动物数最多为筛选标准,确定小白鼠用药前 15 min 的活动次数在 340～440 次范围内为合格动物。

小白鼠禁食过夜后按上述方法进行筛选,合格者随机分组,灌胃给药,立即放入测定盒中适应 5 min 后测定给药后 0～15 min、16～30 min、31～45 min、46～60 min 的自主活动量。分组,给药情况和结果见表 4-1,各组与生理盐水组比较。实验证明落花生枝叶和枣仁安神液对小白鼠的自主活动均有明显的抑制作用,在给药后 15 min 出现镇静作用,以后作用逐渐加强。

表 4-1 落花生枝叶对小白鼠自主活动的影响($\bar{x}+SD$)

组　别	给药量(/kg)	动物数(只)	用药前活动数	用药后活动数(min)			
				0～15	16～30	31～45	46～60
生理盐水	15 ml	20	396.0±29.2	281.8±152.6	394.8±139.6	427.6±139.6	419.9±120.6
枣仁安神液	22.5 ml	20	397.0±29.1	163.0±132.4*	196.8±162.0**	200.6±162.0**	193.6±132.2**
落花生枝叶	30 g	20	390.6±27.9	130.4±95.4**	154.6±113.0**	203.2±140.2**	159.9±118.2**

注：* $P<0.05$；** $P<0.01$。

　　（2）协同戊巴比妥钠睡眠作用的影响：经预测试确定小白鼠戊巴比妥钠的催眠阈剂量和阈下剂量分别为 35 mg/kg 和 25 mg/kg（腹腔注射）。取小白鼠 50 只，随机分为 5 组，做延长和加强睡眠作用实验，各组用药剂量见表 4-2。先用被试药物灌胃给药 5 min 后再腹腔注射戊巴比妥钠溶液，按 0.35 ml/20 g，以翻正反射消失时间为睡眠时间。若睡眠时间大于 180 min，则按 180 min 计算。结果表明，落花生枝叶大剂量组能明显延长戊巴比妥钠的睡眠时间；另取 50 只小白鼠做加强睡眠作用实验，分组及给药情况同前。腹腔注射戊巴比妥钠溶液按 0.25 ml/20 g 给药，以翻正反射消失为睡眠指标，记录各组入睡动物数并计算入睡率。所得数据经 χ^2 检验，落花生枝叶大、中剂量组均能非常显著地加强戊巴比妥钠的睡眠作用，提高动物的睡眠率。

表 4-2 落花生枝叶延长和加强戊巴比妥钠的作用($\bar{x}+SD$)

组　别	给药剂量(/kg)	动物数	睡眠时间(min)	入睡率(%)
生理盐水	20 ml	10	24.8±11.5	0
枣仁安神液	10 ml	10	30.4±16.7	60**
地西泮	15 mg	10	157.3±47.9**	100**
落花生枝叶大剂量	79.0 g	10	49.0±16.1**	100**
落花生枝叶中剂量	52.6 g	10	45.0±31.5	70**

注：* $P<0.05$；** $P<0.01$。

二、实验方法二：失眠动物模型的镇静作用和催眠作用

（一）中医理论指导建立的失眠模型

　　多年来经过学者们的积极探索，现已通过单因素造模法和多因素造模法制作了多类

中医证候动物模型。

1. 单因素造模法　大鼠连续 3 周灌服甲状腺素片混悬液 820 mg/(kg·d),模型组大鼠表现出自发活动、饮水量、进食量显著增加,身体质量指数显著降低,其整体症状与中医心阴虚证中心悸、怔忡、不寐等症相似。此外,有研究对目前公认的失眠模型的中医证候属性进行研究,发现对氯苯丙氨酸(PCPA)失眠模型与中医心肾不交型失眠病证相似。此类造模方法相对简单,但是中医病症并非单一因素所致,因此,不能较好地模拟中医四诊所表达的证候特征,有待进一步改进。

2. 多因素造模法　单因素造模不能很好地模拟中医研究中所需的证候,随着中医药失眠研究的深入,多因素复合模型应运而生。此类模型多采用已存在的公认失眠模型或造模方法与其他药物或刺激相结合的方式,已达到有效模拟病证结合。有研究采用慢性夹尾刺激和腹腔注射 PCPA 复合因子造模法建立肝郁失眠大鼠模型,模型鼠表现出与肝郁失眠证相似的宏观体征。黄攀攀等在 D-半乳糖制作亚急性衰老模型基础上,采用咖啡因腹腔注叠加多平台水环境持续睡眠剥夺法制作老年阴虚失眠大鼠模型,证候方面表现与阴虚证候有很强的相关性。多因素复合造模能较好地模拟中医证候特点,做到病证结合,但模型在模拟主证的同时也往往会出现多种证候并存的情况,如阴虚模型,同时兼有气虚和血虚的体征,因此,模型对应证候的准确性和一致性有待进一步改进。

(二)西医理论指导建立的失眠模型

1. 物理法造模　主要有强迫运动法、水平台环境法、人为物理因素刺激法 3 类。

(1) 强迫运动法(forced locomotion technique):此类方法在脑电监控下可用于全部睡眠剥夺(total sleep deprivation,TSD)或选择性睡眠剥夺(selective sleep deprivation,SSD),共同特点是通过动力装置迫使大鼠不停地运动,从而达到睡眠剥夺的目的。较有代表意义的是旋转圆筒睡眠剥夺法与水平转盘睡眠剥夺法。

(2) 平台水环境法(platform technique):主要利用啮齿鼠畏水的生活习性,装置由水槽及高于水平面 1 cm 的平台组成,啮齿鼠可在平台上站立或进入非快速动眼睡眠(NREM),但当其进入快速动眼睡眠(REM)时,全身肌张力降低引起节律性低头、触水,从而无法进入 REM。其发展历经了单平台、多平台及改良多平台 3 个阶段。

关于小平台的面积多有不同报道,据 Mendelson 等的工作,大鼠体质量(W)与站台面积(A)的比值 W/A 需$\geqslant$6.4 时,才能得到满意的 REM 睡眠剥夺,而对照组 W/A$\leqslant$1.73 时可允许自由睡眠。目前,实验研究中大鼠平台直径多选用 6.5 cm,小鼠多选用 2.4 cm,且直径 10 cm 的平台可用于大鼠 REM 的不完全剥夺,直径 6~7 cm 的可用于最大 REM 剥夺。此类方法简单易行,对实验设备要求不高,在不同条件实验条件均能应用,因此广泛应用于 REM 睡眠剥夺,其中改良多平台水环境睡眠剥夺法(modified multiple platform method,MMPM)是较为理想的 REM 剥夺方法。

1）旋转圆筒睡眠剥夺法（rotating drum method）：装置是由 1 个柱形圆筒和小型慢速马达构成，通过圆筒的转动带动大鼠不停运动而达到睡眠剥夺的目的。此方法可在旋转速度和幅度上进行不同调整。Leenaars 等对旋转圆筒装置及系统进行改良，在 12 h 睡眠剥夺实验中，装置根据程序设定转动速度和方向随时间推移递增，该改良方法有效的增加了大鼠自主活动，减小了老鼠实验过程的离群感，并使应激反应最小化，使皮质酮浓度保持在生理范围。此类方法睡眠剥夺效果显著，睡眠剥夺可重复性好，且睡眠剥夺长度及强度易于掌控，但长时间受迫运动所引起的应激反应，可能影响睡眠剥夺的效果，其中改良旋转圆筒法可以有效降低应激反应，为较理想的强迫运动法。

2）水上转盘法（disk-over-water method）：又称 disk-over-water-method，由 Rechtschaffen 在 1983 年最早使用该方法，可进行 TSD 和 SSD 实验。该法的优点为可同时对 2 只大鼠进行 REM 睡眠剥夺，且可减少因实验条件不同所致的应激反应。

3）人为物理因素刺激法：此法共同点为观察到大鼠即将进入睡眠状态时，通过物理刺激使其保持清醒，以建立慢性 SSD 模型。该法优点为刺激强度相对其他方法较小，且操作简便易行，缺点在于个体对物理刺激感应程度存在差异，且在无脑电图监测条件下，实验过程需实验人员始终观察大鼠行为，易对实验人员产生睡眠剥夺效应，进而引起误差，因而适用于短时间睡眠剥夺实验。

2. 化学制剂刺激法　根据西医理论使用化学制剂制作的睡眠剥夺动物模型，一种为腹腔或皮下注射药物（多为一些中枢兴奋药）进行部分或全部睡眠剥夺，如腹腔注射 PCPA 对啮齿鼠进行睡眠剥夺，多用在研究某些催眠药物药理作用机制的实验研究中。此类方法操作简便易行，不需特殊仪器，但鉴于实验动物的个体差异，睡眠剥夺的效果不易掌控；另外一种为直接进行中枢微量给药，有助于催眠药物作用机制的深入研究，此类方法，造模原因确定，但对给药部位及剂量均有较高要求，不易掌握。

（三）啮齿类动物失眠模型的评价

人类疾病的动物模型必须具有人类疾病模拟性表现，但目前没有明确的标准判断以上模型动物是否已经达到诊断标准。从文献结果分析，失眠动物模型制作后是否符合人类疾病模拟性表现，主要有以下检验途径。

1. 睡眠监测　目前，在实验过程中主要利用脑电图（EEG）以及肌电图（EMG）、眼点图（EOG）对睡眠情况进行描述分析。脑电所示相应睡眠时间或者睡眠质量的变化更是检测模型是否制作成功的金指标。

2. 阈上和阈下剂量戊巴比妥钠协同睡眠实验　此法以睡眠潜伏时间、睡眠时间以及睡眠率等参数来判断模型动物是否失眠，为经典的失眠模型评价指标。实验前宜进行预实验，以确定戊巴比妥钠的阈上剂量及阈下剂量，通常阈上剂量为 30～45 mg/kg，阈下剂量常选用 28 mg/kg。实验中以动物翻正反射消失达 1 min 为入睡指标，以 30 s 内翻转达

3 次为睡眠结束指标。

3. 中医证候失眠动物模型的判定　中医疾病证型的判定有两种方法,即正证与反证。正证即辨证求因,反证即以方测证。从病证判定思想的指导出发,评价具备中医证候的失眠动物模型可以通过以下 2 种方法:① 结合不同证形的体征特点,观察动物体征(如活动、饮食、体质量、毛色等)是否符合,以判定造模是否成功;② 通过观察不同方剂对该证候模型动物所起的作用或观察相应证型的经典方药对该模型的作用以确定该失眠动物模型的证型归属。中医研究具备病-证-法-方——对应的特点,结合这一特点,在现代中医证候模型研制工作中,药物反证已经成为衡量模型成功与否的普遍标准。

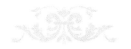

附 录

常 用 方 剂

二画

二阴煎(《景岳全书》)　生地黄　麦冬　酸枣仁　生甘草　玄参　茯苓　黄连　木通　灯心草　竹叶

十味温胆汤(《世医得效方》)　半夏　枳实　陈皮　白茯苓　酸枣仁　远志　五味子　熟地黄　人参　炙甘草

七福饮(《景岳全书》)　人参　熟地黄　当归　白术　酸枣仁　远志　炙甘草

人参养荣汤(《和剂局方》)　党参　黄芪　白术　茯苓　炙甘草　当归　白芍　熟地黄　陈皮　肉桂　五味子　远志　生姜　大枣

三画

大定心汤(《奇效良方》)　人参　茯苓　茯神　远志　龙骨　干姜　当归　炙甘草　白术　白芍　桂心　紫菀　防风　赤石脂

四画

丹栀逍遥散(《医学全部》)　柴胡　薄荷　郁金　制香附　当归　白芍　白术　茯苓　牡丹皮　栀子

匀气散(《医宗金鉴》)　陈皮　桔梗　炮姜　木香　炙甘草

六味地黄丸(《小儿药证直诀》)　熟地黄　山茱萸　山药　泽泻　牡丹皮　茯苓　黄连　肉桂心

心肾同源方(《大小诸证方论》)　酸枣仁　远志　柏子仁　石菖蒲　熟地黄　山茱萸　麦冬　山药　芡实　五味子

五画

甘麦大枣汤(《金匮要略》)　甘草　小麦　大枣

左归丸(《景岳全书》)　熟地黄　山茱萸　山药　龟板胶　鹿角胶　枸杞　菟丝子　川牛膝

龙胆泻肝汤(《古今医方集成》)　龙胆草　黄芩　黄连　朱砂　龙齿　石决明　磁石　生地黄　当归　白芍　五味子

平补镇心丹(《太平惠民和剂局方》)　酸枣仁　车前子　白茯苓　五味子　肉桂　麦冬　茯神　天冬　龙齿　熟地黄　山药　人参　朱砂　远志　甘草

归脾汤(《济生方》)　人参　白术　黄芪　甘草　茯神　龙眼肉　当归　远志　酸枣仁　木香

归脾汤(《济生方》)　党参　白术　茯苓　龙眼肉　柏子仁　酸枣仁　远志　炙甘草　淮小麦　大枣

生铁落饮加味(《医学心悟》)　天冬　麦冬　贝母　胆南星　橘红　石菖蒲　远志　连翘　茯苓　茯神　玄参　钩藤　丹参　生铁落　辰砂

半夏厚朴汤(《金匮要略》)　厚朴　紫苏　半夏　生姜

六画

当归龙荟丸(《丹溪心法》)　当归　龙胆　芦荟　青黛　栀子　黄连　黄芩　黄柏　大黄　木香　麝香

朱砂安神丸(《医宗金鉴》)　朱砂　黄连　炙甘草　生地黄　当归

血府逐瘀汤(《医林改错》)　赤芍　川芎　桃仁　红花　当归　生地黄　柴胡　枳壳　桔梗　甘草　牛膝

交泰丸(《韩氏医通》)　生川连　肉桂心

安神定志丸(《医方心悟》)　朱砂　黄连　炙甘草　生地黄　当归

导赤散(《小儿药证直诀》)　生地黄　木通　竹叶　甘草

导痰汤(《妇人良方》)　半夏　陈皮　茯苓　甘草　制南星　枳实　生姜

七画

远志丸(《涵极疗证方论》)　远志　山药　熟地黄　天冬　龙齿　麦冬　五味子　车前子　白茯苓　茯神　地骨皮　桂心

还少丹(《医方集解》)　熟地黄　枸杞子　山茱萸　肉苁蓉　远志　巴戟天　小香　杜仲　怀牛膝　实子　茯苓　山药　大枣　五味子　石菖蒲

肝肾双补丸(《眼科金镜》)　当归　川芎　山茱萸　巴戟天　茯苓　石斛　防风　细辛　川姜　甘草　枸杞

龟鹿二仙膏(《兰台轨范》)　龟板　鹿角　党参　枸杞

八画

肾气丸(《金匮要略》) 附子 桂枝 干姜 熟地黄 山茱萸 当归 枸杞子 党参 茯苓 白术 山药 牡丹皮 炙甘草

知柏地黄丸(《医宗金鉴》) 熟地黄 淮山药 山茱萸 知母 黄柏 茯苓 牡丹皮 泽泻

河车大造丸(《医方集解》) 紫河车 党参 熟地黄 杜仲 天冬 麦冬 龟板 黄柏 茯苓 怀牛膝

九画

珍珠母丸(《普济本事方》) 珍珠母 当归 熟地黄 人参 酸枣仁 柏子仁 水牛角 茯神 沉香 龙齿

指迷汤(《辨证录》) 人参 白术 半夏 神曲 制南星 甘草 陈皮 石菖蒲 附片 肉豆蔻

柏子养心丹(《体仁汇编》) 柏子仁 枸杞子 麦冬 当归 石菖蒲 茯神 玄参 熟地黄 甘草

香砂六君子汤(《古今名医方论》) 人参 白术 茯苓 甘草 陈皮 半夏 木香 砂仁 石菖蒲 肉豆蔻 白芥子

保和丸(《金匮要略》) 山楂 神曲 莱菔子 半夏 陈皮 茯苓 连翘 远志 夜交藤 合欢花

养心汤(《医宗金鉴》) 黄芪 茯苓 当归 川芎 炙甘草 半夏 柏子仁 酸枣仁 远志 五味子 党参 肉桂

十画

桂枝甘草龙骨牡蛎汤(《金匮要略》) 桂枝 甘草 龙骨 牡蛎

柴胡细辛汤(《中医伤科学讲义》) 柴胡 细辛 薄荷 归尾 地鳖 丹参 川芎 泽兰 半夏

柴胡疏肝散(《景岳全书》) 柴胡 香附 枳壳 陈皮 郁金 青皮 苏梗 合欢皮 川芎 白芍 甘草

秘元煎(《景岳全书》) 人参 山药 炒白术 远志 酸枣仁 茯苓 芡实 炙甘草 五味子 金樱子

通窍活血汤(《医林改错》) 桃仁 红花 赤芍 川芎 老葱 麝香 鲜姜 大枣 黄酒

十一画

理气导痰汤(《济生方》) 半夏 茯苓 陈皮 甘草 生姜 胆南星 枳实 木香 香附 远志 郁金 石菖蒲

黄连阿胶汤(《伤寒论》) 黄连 黄芩 白芍 鸡子黄 阿胶

黄连清心饮(《沈氏尊生书》) 黄连 生地黄 当归 酸枣仁 茯神 远志 人参 甘草 莲子

黄连温胆汤(《六因条辨》) 黄连 竹茹 枳实 半夏 橘红 甘草 生姜 茯苓

十二画

程氏萆薢分清饮(《医学心悟》) 萆薢 黄柏 石菖蒲 车前子 茯苓 丹参 白术 莲子心

温胆汤(《三因极一病证方论》) 半夏 竹茹 枳实 陈皮 茯苓 甘草

十四画

酸枣仁汤(《金匮要略》) 酸枣仁 知母 川芎 茯苓 甘草

十五画以上

礞石滚痰丸(《泰定养生主论》) 大黄 黄芩 金礞石 沉香

癫狂梦醒汤(《医林改错》) 桃仁 赤芍 柴胡 香附 青皮 陈皮 大腹皮 桑白皮 苏子 木通 甘草

参 考 文 献

［1］ 赵永厚,蔡定芳.中医神志病学[M].上海：上海中医药大学出版社,2009.

［2］ 周一谋.马王堆医书考注[M].天津：天津科学技术出版社,1958.

［3］ 任册.《黄帝内经》论治睡眠理论与不寐[J].中医研究,2011,24(4)：3-5.

［4］ 刘艳骄.中国古代失眠病史研究[C]//2002 中医药博士论坛.

［5］ 郭静,王桂玲.明清时期针灸治疗失眠的用穴规律探讨[J].中国中医基础医学杂志,2011,17(1)：2.

［6］ 潘斯腾,马铁明.针灸治疗失眠古籍研究[J].实用中医内科杂志,2014(8)：3.

［7］ 叶增杰,梁木子,胡蘩,等.失眠障碍的国内外研究进展[J].医学与哲学：B,2017,38(5)：4.

［8］ 骆春柳.青少年睡眠模式,失眠严重程度和白日过度嗜睡与焦虑和抑郁关系的流行病学研究[D].暨南大学,2011.

［9］ 熊风,赖玉清,涂嘉欣,等.中国老年人群睡眠障碍流行特征的 Meta 分析[J].中国循证医学杂志,2019,19(4)：28-33.

［10］ 徐世芬,庄礼兴,尹平,等.调督安神针刺治疗心脾两虚型失眠的临床疗效评价[J].广州中医药大学学报,2016,33(1)：4.

［11］ Meir H. Kryger, Thomas Roth, William C. Dement.睡眠医学[M].北京：人民卫生出版社,2010.

［12］ 邢佳,贺立娟,王嘉麟,等.泻肝安神法对睡眠剥夺大鼠单胺类神经递质影响的研究[J].天津中医药,2016,33(3)：5.

［13］ 顾思臻,窦丹波.中医中药对 PCPA 失眠大鼠模型 HPA 轴相关单胺类神经递质及激素影响的研究进展[J].上海中医药大学学报,2015,29(1)：4.

［14］ 何华香,王妤,赵仓焕,等.针灸治疗失眠实验研究进展[J].现代中医药,2014,(6)：4.

［15］ 黄任之,李卫晖,佘丽珍,等.慢性失眠的病理机制：脑电生理和脑影像学证据[J].中南大学学报：医学版,2014,39(9)：6.

［16］ 王慧,王旭,唐卉凌,等.微透析法研究针刺后中缝背核单胺类神经递质含量的动态变化[J].中国中医基础医学杂志,2012,18(3)：3.

［17］ 王嫣,彭芳,陈天琪,等.温针灸法对失眠大鼠脑干内单胺类神经递质的影响[J].时珍国医国药,2015,26(7)：2.

[18] 刘振华,王世军.针刺四神聪、百会对失眠大鼠脑组织钟基因及氨基酸类神经递质表达的影响[J].中国老年学杂志,2015,35(21):3.

[19] 贾莹梅.针刺四神聪、百会穴对失眠患者血清氨基酸类神经递质影响研究[J].中国医药导刊,2016,18(6):3.

[20] 王慧,陈天琪,王嫣,等.针刺对失眠大鼠脑干5-羟色胺的影响[J].江苏中医药,2011,43(1):2.

[21] 周艳丽,叶险峰.针刺不同腧穴对失眠模型大鼠脑内细胞因子IL-1、TNF-α含量影响的实验研究[J].中国中医基础医学杂志,2012,18(4):2.

[22] 程少冰,张毅敏,唐纯志,等.针刺对不同时段睡眠剥夺大鼠模型行为学及TNF-α含量的影响[J].中国老年学杂志,2012,32(1):77-79.

[23] 窦锡彬,张红参,李克明,等.壮医药线点灸联合针刺对失眠患者血浆Orexin及HPA轴的影响[J].右江民族医学院学报,2013,35(1):3.

[24] 于婷婷,邹伟,王珑,等.浅谈针灸"治神"与心身疾病的关系[J].黑龙江中医药,2013,42(2):2.

[25] 刘炜宏,郝洋.针灸治疗技术的起源、发展现状及展望[J].中医杂志,2014,55(2):4.

[26] 翟春梅.针刺配合电针治疗失眠的临床疗效观察[J].中国医药指南,2012,10(34):2.

[27] 徐世芬,孙亚男,王曙,等.电针百会神庭为主治疗原发性失眠的临床观察[J].四川中医,2014,32(5):3.

[28] Yin X, Gou M, Xu J, et al. Efficacy and safety of acupuncture treatment on primary insomnia: a randomized controlled trial. Sleep Med. 2017;37:193-200. doi:10.1016/j.sleep.2017.02.012.

[29] 王东岩,李秀叶,王维霖,等.头穴电针不同波形治疗原发性失眠症的疗效观察[J].针灸临床杂志,2014,30(5):3.

[30] 雷静涵.杵针配合耳穴贴压治疗失眠症疗效观察[J].上海针灸杂志,2013,32(7):3.

[31] 史华伟,邢佳,王嘉麟,等.节气穴位贴敷对失眠患者睡眠质量的影响[J].中医学报,2016,31(1):3.

[32] 石瑞丰.穴位注射联合耳穴贴压治疗失眠临床研究[J].中医学报,2014,29(1):3.

[33] 王红玉.针灸治疗失眠症43例[J].陕西中医,2010,31(8):1056-1057.

[34] 陈宏伟,曹东方,唐永春.泻阳补阴法治疗失眠症38例临床观察[J].上海针灸杂志,2004,23(7):14-15.

[35] 阮经文.针灸调"两神"治疗不寐疗效观察[J].中国针灸,2009,29(5):371-373.

[36] 姬霞.针灸治疗失眠128例[J].陕西中医,2011,32(6):734-735.

[37] 黄东挺.原俞配穴针灸综合治疗失眠症68例[J].针灸临床杂志,2004,20(6):2.

[38] 刘琴,刘锦.颈夹脊穴治疗失眠疗效观察[J].黑龙江中医药,2012,41(4):34-35.

[39] 王美芝,卫彦.健脑安神法针刺治疗失眠115例疗效观察[J].针灸临床杂志,2003,19(3):2.

[40] 郑成哲,刘志顺.针刺调理髓海治疗顽固性失眠20例[J].针灸临床杂志,2002,18(8):7.

[41] 陆瑾.调和营卫法针刺治疗失眠症临床观察[J].上海针灸杂志,2008,27(2):2.

[42] 吕岑,熊芳丽,杨禹,等.针刺推拿阴阳跷脉治疗失眠的临床观察[J].贵阳中医学院学报,2010,32(2):2.

[43] 王国建.针灸治疗失眠30例临床观察[J].吉林中医药,2011,31(5):438-439.

［44］ 沈蓉蓉.腹针结合耳压治疗失眠症 32 例［C］//2007 中华中医药学会外治分会第五次学会年会学术文集.2005.

［45］ 叶天申,王庆佳,谢文霞,等.腹针治疗原发性失眠症的随机对照研究［J］.上海针灸杂志,2008,27(2)：3.

［46］ 柯玲玲,黄玲,连凤枝.腹针疗法治疗失眠症临床研究［J］.内蒙古中医药,2013,32(17)：35－36.

［47］ 王楼珍,付新玲.盘龙刺结合耳穴贴压疗法治疗失眠症 63 例［J］.光明中医,2011,26(11)：2280.

［48］ 武玉娟,李艳丽.小儿夜啼的病因与辨证施护［J］.河北中医,2002,24(3)：214.

［49］ 汪蕾,彭云,樊惠兰.小儿夜啼的中医诊治思路［J］.中国临床医生杂志,2018,46(11)：1264－1266.

［50］ 中国成人失眠诊断与治疗指南［J］.中华神经科杂志,2012,45(5)：534－540.

［51］ 赵忠新,张照环.应给予睡眠更多的关注［J］.中华神经科杂志,2011,44(5)：513－515.

［52］ Oganesian, G. A., Tomanova, I. V., Mikhrina, A. L., et al. Interaction of dopaminergic and vasopressinergic systems in sleep deprivation in rats［J］. Ross Fizilo Sechenova, 2012, 98(11)：1307－1313.

［53］ Calegare, B. F., Fernandes, L., Tufik, S., et al. Biochemical, biometrical and behavioral changes in male offspring of sleep-deprived mice［J］. Psyehoneuroendecrinology, 2010, 35(7)：775－778.

［54］ Oganesyan, G. A., Aristakesyan, E. A., Romanova, I. V., et al. The dopaminergie nigrostriatal system in sleep deprivation in cats［J］.Neurosci Behay Physiol, 2008, 38(7)：785－792.

［55］ Sri Kantha, S., Suzuki, J., Hirai, Y., et al. Behavioral sleep in captive owl monkey (Aotus azarae) and squirrel monkey (Saimiri boliviensis)［J］. Aeta Neurobiol Exp(Wars), 2009, 69(5)：537－544.

［56］ Datta, S., Maclean, R. R.. Neurobiological Mechanisms for the Regulation of Mammalian Sleep-Wake Behavior：Reinterpretation of Historical Evidence and Inclusion of Contemporary Cellular and Molecular Evidence［J］. Neurosci Biobehav Rev, 2007, 31(5)：775－824.

［57］ 唐向东.大鼠和小鼠睡眠脑电图的记录［C］.北京：中国睡眠研究会第四届学术年会知识更新讲座,2006.

［58］ Wang C, Holtzman DM. Bidirectional relationship between sleep and Alzheimer's disease：Role of amyloid, tau, and other factors［J］. Neuropsychopharmacol, 2020, 45(1)：104－120. DOI：10.1038/s41386－019－0478－5.

［59］ Huang WA, Zhou B, Wernig M, et al. ApoE2, ApoE3, and ApoE4 differentially stimulate APP transcription and Aβ secretion［J］. Cell, 2017, 168(3)：427－441.e21. DOI：10.1016/j.cell.2016.12.044.

［60］ Zhang N,Zhang L, Li Y, et al. Urine AD7c－NTP predicts amyloid deposition and symptom of agitation in patients with Alzheimer's disease and mild cognitive impairment［J］. J Alzheimers Dis, 2017, 60(1)：87－95

［61］ 郑磊,张凤春,李玉妹,等.APOEε4 等位基因与尿 AD7c－NTP 联合检测在阿尔茨海默病早期诊断中的价值［J］.中国老年学杂志,2016,36(12)：2914－2916.

［62］ 刘凯,田立,刘晓婷,等.尿 AD7c－NTP 表达水平对阿尔茨海默病早期诊断和病情评估价值的探

讨[J].中风与神经疾病杂志,2017,34(8)：684－686.

[63] Frisoni，G. B.，Altomare，D.，Thal，D. R. et al. The probabilistic model of Alzheimer disease：the amyloid hypothesis revised. Nat Rev Neurosci（2021）. https：//doi.org/10.1038/s41583-021-00533-w.

[64] HARAN J P，BHATTARAI S K，FOLEY S E，et al. Alzheimer's disease microbiome is associated with dysregulation of the anti-inflammatory P-glycoprotein pathway[J]. mBio，2019，10(3)：e00632－19.

[65] LIU S，GAO J，ZHU M，et al. Gut microbiota and dysbiosis in Alzheimer's disease：implications for pathogenesis and treatment[J]. Molecular Neurobiology，2020，57(12)：5026－5043.

[66] ZHUANG Z Q，SHEN L L，LI W W，et al. Gut microbiota is altered in patients with Alzheimer's disease[J]. Journal of Alzheimer's Disease，2018，63(4)：1337－1346.

[67] 张云龙,刘妍,徐评议,等.基于调控脑肠轴探索解毒化瘀汤改善阿尔茨海默病小鼠认知功能的机制[J].中国药理学与毒理学杂志,2019,33(9)：672.

[68] Shuai Y，Lu B，Hu Y，et al. Forgetting is regulated through Rac activity in Drosophila[J]. Cell，2010，140(4)：579－589.

[69] Liu Y，Du S，Lv L，et al. Hippocampal Activation of Rac1 Regulates the Forgetting of Object Recognition Memory[J]. Curr Biol，2016，26(17)：2351－2357.

[70] Zhang X，Li Q，Wang L，et al. Cdc42-Dependent Forgetting Regulates Repetition Effect in Prolonging Memory Retention[J]. Cell Rep，2016，16(3)：817－825.

[71] Gao Y，Shuai Y，Zhang X，et al. Genetic dissection of active forgetting in labile and consolidated memories in Drosophila[J]. Proc Natl Acad Sci USA，2019，116(42)：21191－21197.

[72] Zhang X，Li Q，Wang L，et al. Active Protection：Learning-Activated Raf/MAPK Activity Protects Labile Memory from Rac1-Independent Forgetting[J]. Neuron，2018，98(1)：142－155.

[73] Wang C，Yue H，Hu Z，et al. Microglia mediate forgetting via complement-dependent synaptic elimination [J]. Science，2020，367(6478)：688－694.

[74] 刘亚妮,周嘉黎,杨春晓,等.RAC1基因多态性对 Rac1－GTP 蛋白表达水平的影响[J].中国免疫学杂志,2016,12(32)：1729－1733.

[75] 臧彩霞,刘慧,鞠程,等.Rac1 通过调控 JAK2/STAT1 信号通路参与神经炎症[J].中国药学杂志,2022,2(57)：203－208.